He who treats the site of pain is lost

- Karel Lewit -

어깨통증과 치료에 대한 고정관념을 깨다

환자는 모르는 어깨수술의 비밀

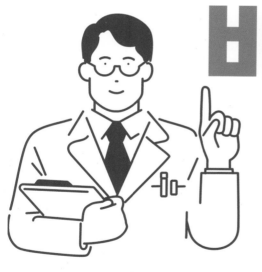

이동규 지음
새로운병원 감수

건강한 어깨를 꿈꾸다!

현대 의학의 눈부신 발달로 인하여 인간의 수명은 100세를 바라보게 되었고, 우리나라 국민의 평균 수명도 80세를 넘는 시대에 우리는 살고 있다. 그러나 의료업에 종사하는 사람들은 평균 수명보다는 질병 없이 지내는 건강한 삶 즉 건강 수명을 더욱 중요시 여기고있다. 몇년 전의 통계를 보면 우리나라 국민은 삶을 마감하기 전 10 여년간은 이러저러한 질병에 시달리면서 병원 신세를 져야하는 건강한 삶을 살지 못한다는 보고가 있다.

나이가 들어가면서 필연적으로 관절염이나 관절 주위의 여러 조직의 질환은 증가하기 마련이고, 또한 인간의 활동이 늘어나면서 교통사고나 여가 활동의 증가로 외상으로 인한 질환 또한 증가해왔다. 그중에서도 어깨 관절(견관절)과 주변 조직의 질환은 다른 관절에 비해서 발생 빈도가 높게 나타나고있다.

근래 언론 매체가 주는 내용을 살펴보면, 대중들이 건강에 관심을 표명하면서 부터 건강에 대한 컬럼이나 광고 방송이 부쩍 증가하고 있다. 그러나 언론 매체에 담긴 내용의 진, 위여부는 일반인이 알기에는 참으로 어려운 일이다. 이번에 이동규 원장이 집필한 '환자는 모르는 어깨수술의 비밀' 이라는 책은 어깨 관절 질환으로 고생하시는 환자들에게는 질병에 대한 이해나 치료 방법을 결정함에 있어서 더없는 귀한 정보를 줄 것이다. 저자는 일선 진료 현장에서 직접 환자를 치료하면서 얻은 정보를 비교, 분석하여 전해준 것이기에 더욱 유익한 정보가 될 것임을 믿어 의심치 않는다. 일반적으로 환자들은 의사가 권유하는대로 치료를 받지만, 치료 방법에서 수술적 치료를 권유 받게되면 난감할 때가 많다. 왜냐하면 수술은 두렵기도 하고, 결과를 함부로 예단할 수 없기 때문에 망설일 수 밖에 없기 때문이다. 근래에 어깨 질환으로 전문병원을 찾아가면 처음부터 고비용이 소요되는 진단기기 사용이나 수술을 권유하는 병원이 많은데 이는 지양되어야할 것으로 대부분의 어깨질환은 저비용의 진단기기 사용으로도 진단이 가능하고, 비수술적, 보존적 치료법으로도 치료가 가능하기 때문이다. 이책에는 이러한 내용 뿐만아니라 의사로서의 진솔한 진료 경험도 담고있어, 의료를 모르는 일반인도 쉽게 이해할 수있도록 쓰여있어 감히 일독을 권하는 바이다.

대한 견주관절학회 평의원
원주 세브란스기독병원 병원장
연세대학교 의과대학 정형외과 교수

윤 여 승

올바른 어깨정보를 전달해주는 필독서

나는 병원에 가야하나? 병원에 가서 어떤 치료를 받나? 병원에서 치료는 나의 상태를 호전시키는 좋은 방법인가? 더 나은 방법은 없나? 왜 그전에 받던 치료를 하지 않고 다른 방법을 쓰지? 어~~ 이런 치료를 받으니까 나았네. 왜 나았지?

우리는 병원을 가기 전부터 시작해서 병원에 가서 치료를 받는 순간, 그리고 다 나아서 병원 문을 나오는 그 순간까지 여러 가지 의문을 갖게 된다. 그런데 병원 문을 나서는 그 순간까지 이러한 많은 의문에 대한 해답은 얻지 못하는 경우가 허다하다. 마치 모르는 손에 이끌려 내 몸을 자연 그대로 맡겨 놓는 듯한 기분이 든다.

이동규 원장이 집필한 '환자는 모르는 어깨수술의 비밀'은 병원을 찾으면서 얻지 못한 의문에 대한 해답에 다가갈 수 있도록 도움을 준다. 그리고 나의 상태에 대해서 진지하게 더 생각하게 만들뿐만 아니라 올바른 처치에 대해 올바른 안내를 해 준다. 스스로 해답을 얻기 위해 많은 정보들을 접하면서 부수적으로 발생하는 더 많은 의문에 대한 해방의 연결고리 역할도 해 준다. 의학 정보를 솔직하고 아주 담백하게 풀어주고 있다.

생리학적 수명이 아닌 건강 수명 연장을 걱정해야 하는 현대 사회에서 우리 몸을 잘 이해하고 건강을 유지하기 위하여 한번쯤 읽어보고 곁에 두어야 할 필독서가 아닌가 싶다.

전 마이애미대학교 스포츠의학 전공 주임교수
연세스포츠운동의학연구소(IIOC 리서치센터) 소장
한국운동역학회 상임이사
대한스포츠과학운동의학회 상임이사
대한운동사협회 이사
연세대학교 체육교육학과 교수

이 세 용

CONTENTS

CONTENTS

"어깨통증 운동으로 완정정복"

어깨가 아픈 환자들의 공통점이 무엇인줄 알고 있습니까? 바로 짜증섞인 얼굴표정입니다. 어깨가 아프면 당장 팔을 사용하는 게 불편해지기 때문에 먹는 것부터 시작해 일상생활등 모든 움직임이 어렵습니다.

나이가 들면서 어깨통증이 올 때, 방치해두며 당연히 수술하던 시대는 지났습니다. 의학 발전과 함께 조기진단으로 수술 없이도 얼마든지 어깨통증을 치료할 수 있고 건강한 어깨로 살 수 있는 시대가 온 것입니다.

아직도 비싼 수술을 강요하는 이시대의 병원들이 판친다!

하지만 불행히도 너무나 많은 병원들이 환자들에게 정확한 어깨통증 진단과 설명도 해주지 않은채 눈앞의 증상만 완화시켜주는 치료를 하고 있습니다. 또한 의학적 근거도 없이 비싼 비수술치료만 권유한다거나 수술이 불가피한 상황이 아님에도 수술을 강요하는 경우도 있습니다.

과대광고 과잉처방까지 난무하는 언론!

텔레비전이나 인터넷에서 척추와 무릎관절에 대해서 의료정보들을 쉽게 찾아볼 수 있지만 어깨통증으로 고생하는 일반인들은 어깨관절의 정확한 의료정보를 찾는것이 매우 어렵습니다. 파열된 회전근개를 침으로 고칠 수 있다는 과대 광고부터 자라난 뼈를 깎아내 어깨충돌증후군을 치료할 수 있다는 과잉 처방까지 난무하고 있기 때문입니다.

아직도 어깨주사 한방 놔주고서는 의사본인도 이해하지 못하는 도수치료를 처방하는 케이스들이 너무나도 많다는 사실이 같은 의사로서 안타까울뿐입니다.

바른 선택을 할 수 있도록 독자에게 권하다.

이 책을 통해서 어깨관절의 대표적인 질환에 대해 자가진단에서부터 정확한 원인과 치료법을 소개하여 환자가 바른 선택을 할 수 있도록 할 예정입니다.

이동규 원장

1

어깨통증에 대한
잘못된 진실

01

어깨통증 MRI 먼저
찍으면 안되는 이유

"몇 달 동안 어깨가 쑤시고 아팠습니다. 아무래도 인대에 손상이 있을거 같아 병원에 갈까 했는데 MRI를 찍어보자고 할까봐 겁나서 못갔습니다. 티비보니 별거아닌 허리통증도 MRI 찍어놓고 엄청 부풀려 허리시술하고 그러더라구요." - 김승태 (34, 인천)

✅ 어깨가 불편하지 않다고 건강한 것은 아니다

정상인의 어깨 MRI를 촬영 해봐도 20 ~ 40% 참가자들이 이미 회전근개가 부분 또는 완전 파열되어 있습니다. 그런데도 특별한 어깨통증이나 증상이 없습니다.

회전근개파열에도 일상생활에 불편함을 겪을 정도로 어깨기능이 저하되거나 통증을 있는것이 아니라는 것입니다. 즉, MRI 검사에 문제가 있다 해서 모두 통증을 느끼는 것도 아니고 MRI에 문제가 있어 보인다고 모두 수술하는 것도 아니라는 뜻이죠.

일반인만 그렇지 않냐고요? 어깨를 전문적으로 사용하는 프로 야구선수들을 대상으로 한 연구결과도 마찬가지 였습니다. 어떠한 어깨통증이나 어깨사용의 불편함도 느끼지 못하는 선수의 어깨를 MRI 촬영해보니 93%가 MRI에서 보이기에 부분회전근개 파열과 같은 어깨질환이 있었습니다.

그럼에도 불구하고 오직 이학적인검사 (의사가 눈으로 환자상태를 관찰하거나, 손가락을 통해 촉각으로 신체 상태를 파악하고신체 표면을 두들겨 내부 장기상태나 흉강, 복강 속 가스나 액체 유무를 알아내며, 청진기로 순환기나 호흡기에 일어나는 각종 음향으로 장기의 이상 여부를 탐지하는 방법) 에서만 약간의 증상이 확인되었을 뿐 이었습니다.

이러한 결과는 어깨를 매우 섬세하게 사용하고 철저한 전문가의 관리를 받는 미국 메이저리그 야구선수들에게서조차 동일한 결과가 나왔습니다. 이러한 연구들이 지적하는 것은 무엇일까요?
MRI 상에 문제가 있어도 증상이 전혀 없다는 뜻은 MRI를 촬영했다고 하여 모두 수술받거나 치료를 받아야 하는 것은 아니라는 것입니다.

대부분의 환자들이 어깨가 아파서 병원을 방문하면 가장 먼저 하는 것이 엑스레이 촬영입니다. 엑스레이라는 것은 근육과 인대는 보이지 않고 뼈와 같은 골격만 보여주는 영상검사입니다.

당연히 뼈가 부러지거나 어깨뼈에 문제가 있는 경우, 사고를 당한 경우를 제외하곤 해당사항이 없기 때문에 엑스레이검사 결과 대부분의 일반인은 '특별히 뼈에는 문제 없어보인다'라는 이야기를 듣게 됩니다.

하지만 여전히 통증과 증상이 있기 때문에 정확한 원인을 파악하기 위해서는 어깨인대와 근육등의 연부조직 병변을 확인할 수 있는 MRI 촬영을 해봐야 한다는 이야기를 듣죠.

"엑스레이상에는 별 문제가 없다면서 어깨통증의 원인을 정확히 파악하기 위해서는 MRI를 찍어야 한다고 하더군요. 통증이 극심한것도 아닌데 MRI를 찍어야만 하는건가 하는 의심이 들기는 했습니다."

문제는 위에서 언급한대로 어깨가 아프지 않던 정상인도 MRI를 촬영해보면 어깨회전근개의 부분파열이 있을 가능성이 최소 20%이상이고 운동을 즐기는 스포츠매니아의 경우는 최대 90%라는 점입니다.

즉, MRI는 찍기만 하면 문제를 발견해 낼 여지가 크다는 것입니다. 눈에 보이는 증거가 있으니 말이죠. 그리고 대부분의 어깨질환으로 병원을 찾는 연령인 50대의 경우 퇴행성 변화가 있을 가능성이 높습니다.

중요한 것은 MRI에서 확인된 어깨병변이 지금 환자가 고통 받고 있는 어깨통증의 '근본적인 원인'인지 그리고 그 원인을 '반드시 수술적인 치료'를 통해 치료해야만 해결할 수 있는지 확인 여부입니다.

어깨통증의 원인들은 초기에 발견될수록 수술없이도 충분히 보전적인 치료로도 치료가 가능함에도 불구하고 한국보건의료연구원(NECA)의 연구결과처럼 어깨질환을 수술로 치료하는 의사들이 급증하고 있습니다.

✅ 환자들에게 필요한 것은 정확한 진단이다!

MRI상에 어깨인대가 파열되었다는 것을 아는 순간부터 MRI CD를 들고 병원을 전전하며 어깨인대파열에 대한 '치료법을 찾는 여정'이 시작됩니다.

하지만 진정으로 환자에게 필요한것은 '과연 내 어깨통증이 수술적인 치료까지 필요한 정도인가'같은 정확한 진단입니다. 어깨통증에 대한 과장된 언론과 발달한 의료기술로 인해 별거 아닌 어깨질환도 크게 부풀려지고 초기에 물리치료와 같은 보존적인치료와 재활운동치료만으로도 치료가능한 어깨질환들이 수술치료를 받아야만 하는 질환으로 환자들을 겁주고 있습니다.

실제로 보건복지부 산하 NECA 연구결과에 따르면 주사나 약물 그리고 물리치료등의 보전적치료는 과거 10년간 약 3.2배 증가한 반면, 수술받는 환자는 같은 기간동안 37.2배가 증가한 것으로 나타났습니다. 문제는 이 연구결과 회전근개파열 환자 중 보존적 치료를 받는 환자와 수술치료를 받은 환자의 12개월 뒤 통증정도는 비슷했다는 것입니다. 물론 통증정도로만 회전근개파열의 수술적/비수술적 치료법의 효과를 판단할 수는 없습니다.

하지만 확실한 것은 수술이 반드시 보존적인 치료보다 치료효과나 뛰어나다는 임상적인 근거도 부족하다는 점입니다. 그럼에도 불구하고 회전근개파열에 대한 수술이 필요이상으로 많이 시행되고 있다는 뜻입니다.

완전 파열된 회전근개의 경우 봉합수술을 통해 재건해주는 것이 좋습니다만, 부분 파열된 회전근개의 경우 수술대신 보존적치료와 재활운동만으로도 충분히 통증완화와 기능회복이 가능합니다.

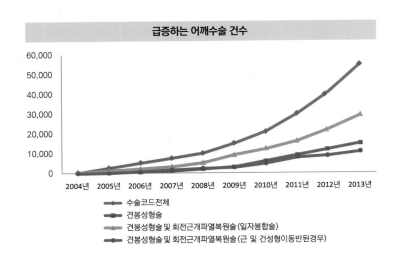

급증하는 어깨수술 건수

수술코드전체
견봉성형술
견봉성형술 및 회전근개파열복원술(일자봉합술)
견봉성형술 및 회전근개파열복원술(근 및 건성형이동반된경우)

02

자라난 어깨뼈를 잘라내는
견봉성형술 : 어깨충돌증후군의 진실

"어깨를 움직일때마다 뚝뚝 소리가 나고 뭔가 걸리는 느낌이 있어요. 병원가서 MRI 검사상 다행히 특별하게 어깨인대에는 문제가 없다고 했습니다. 대신 견봉에서 뼈가 자라나와서 회전근개를 자극하고 긁기 때문에 어깨통증이 생기는거라고 하더군요."

가장 흔한 어깨질환명중 하나가 바로 어깨충돌증후군입니다. 어깨인대 자체가 특별하게 파열되거나 다친 것은 아님에도 불구하고 특정 각도 이상 팔을 들어 올리려 하면 무언가에 걸리는 느낌과 함께 통증이 있는 것이 충돌증후군 증상 입니다.

흔히 의학에서 증후군 syndrome 이란 '증상이 단일하지 않고 그 원인이 불분명할 때 쓰이는 용어'입니다. 즉 어깨충돌 '증후군' 이라는 말은 어깨움직임에 있어 어떠한 이유로든 어깨관절 GT joint 내에서 구조물들이 서로 충돌 impingement을 일으켜 생기는 모든 통증과 증상을 지칭합니다.

"자라난 어깨뼈를 깎아내는 수술을 해야한다고 들었어요. 수술할 정도까지 아픈건 아닌데 수술을 해야만 하나요? 수술 말고는 다른 방법은 없다고 하는데 정말인가요?"

충돌증후군 수술적 치료를 권고받은 환자들은 '자라난 뼈, 골극이 회전근개 인대를 자극해서 충돌이 일어나고 통증이 생기니 자라난 뼈를 잘라내야 한다'라는 설명을 듣습니다.

과연 자라난 어깨뼈가 충돌증후군의 증상과 통증을 만들어내는 원인 일까요? 충돌증후군이란 정확히 어떤 어깨질환을 뜻하는 것일까요? 그리고 충돌증후군의 원인은 무엇일까요?

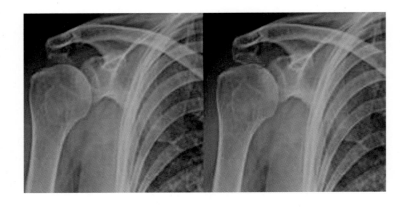

어깨충돌증후군은 오십견과 함께 어깨통증을 일으키는 가장 흔한 질환 중 하나입니다. 국민건강보험공단 통계에 따르면 어깨통증으로 진료받은 환자 3명 중 1명이 충돌증후군으로 진단받고 있으며, 다른 논문에서는 어깨통증을 유발하는 전체질환의 약 44 ~ 60%까지 차지한다고 알려져 있습니다.

✅ 환자들에게 필요한 것은 정확한 진단이다!

건강보험공단에 따르면 과거 5년간 (2011~2016) 충돌증후군으로 진단받은 환자수는 매년 평균 11%씩 증가하고 있습니다. 견봉성형술 환자 중 수술을 받는 사람은 6% 정도이지만 그들의 진료비는 전체 진료비의 47%나 차지하고 있어 의사들이 수술을 권할 수 밖에 없는 구조입니다.

하지만 대한의사협회에서도 지적했듯이 해외에서 가장 흔한 어깨통증의 원인으로 회전근개질환 (65 ~ 70%)이 가장 큰 진단명인 것을 고려해보면 우리나라에서는 어깨통증의 원인을 너무 무분별하게 충돌증후군으로만 진단하고 있습니다.

절대다수의 충돌증후군 환자는 선천적인 견봉의 생김새, 즉 해부학적인 구조적 문제가 있어서 어깨통증이 생겼다기 보다 잘못된 자세와 움직임으로 통증을 겪는 것입니다. 선천적으로 견봉이 돌출되어 있는 소수의 환자들을 제외하고 전혀 어깨통증이 없다가 충돌증후군 증상으로 고통받는 환자들은 무엇이 문제일까요?

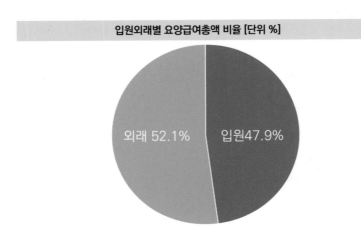

입원외래별 요양급여총액 비율 [단위 %]

외래 52.1% 입원47.9%

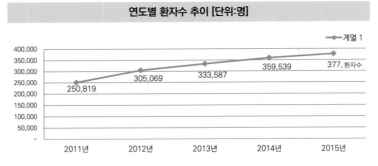

연도별 환자수 추이 [단위:명]

계열 1

400,000
350,000
300,000
250,819   305,069   333,587   359,539   377, 환자수
250,000
200,000
150,000
100,000
50,000
-
　　2011년　　　2012년　　　2013년　　　2014년　　　2015년

　　바르지 않은 움직임과 자세 때문에 어깨관절복합체의 균형이 깨져서입니다. 360도 자유자재로 팔을 움직이는 것이 가능하기 위해서는 단순히 회전근개와 팔뼈만 움직이는 것만으로는 부족합니다. 팔뼈가 움직이는 기반이 되는 견갑골도 함께 움직여야 보다 크게 어깨를 움직일 수 있는 것이죠.

　　아래 첫 그림과 같이 소켓형으로 단단히 베이스는 고정되어 있는 상태에서 어깨뼈가 움직인다면 움직일 수 있는 최대 가동범위는 정해지게 됩니다. 하지만 베이스가 되는 견갑골도 함께 움직인다면 360도까지 회전이 가능한 것이지요. 옷을 벗고 팔을 앞으로 나란히-그리고 천정까지 들어 올려보면 그때 날개뼈 역시 아래쪽으로 그리고 바깥쪽으로 조금씩 움직이는 것을 실제로 느낄 수 있습니다.

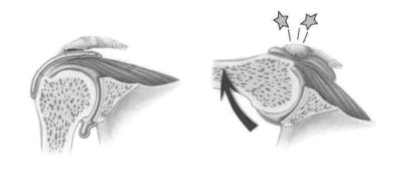

〈충돌증후근〉

충돌증후군이란 이렇게 자연스럽게 짝힘을 이루어 균형있게 움직여줘야 하는 견갑골과 어깨팔뼈의 리듬이 깨져서 필요이상의 부딪힘과 충돌로 인해 통증이 발생하는 것입니다.

위의 그림과 같이 적당한 긴장과 균형을 갖춘 회전근개라면 충분히 견봉하 공간을 유지하며 팔을 들어 올리는 것이 가능하지만 틀어진 어깨나 라운드 숄더 등으로 잘못된 움직임이 발생하는 경우 문제가 됩니다.

견갑골이 원래의 위치에서 안정성있게 받쳐주지 못하고 팔뼈가 원래의 위치에서 벗어나 원래 위치보다 위에서부터 움직이게 됨으로서 충돌이 발생하고 통증이 발생되게 됩니다.

즉 견봉에 뼈와 골격극이 자라나서 충돌이 생기는 것이 아니라, 틀어진 자세로 잘못 움직이고 있기 때문에 어깨충돌이 생긴다는 뜻입니다.

이것은 마치 두명이 노를 저어 하나의 조각배를 앞으로 나아가게 하려는 것과 비슷합니다. 배도 배젓는 노도 모두 정상이지만 노를 젓는 사람의 힘의 균형이 다르다면? 오른편의 노젓는 사람은 건장한 20대의 남자고 왼편은 중학교 1학년 소년이라면? 아무리 열심히 노를 젓고 앞으로 곧게 나가려해도 자꾸만 한방향으로 틀어지게 됩니다.

충돌증후군도 마찬가지입니다. 어깨주변을 둘러싸고 있는 근육과 연부조직의 균형이 깨져 나도 모르는 사이에 자세가 틀어지게 되고 아무리 바르게 움직이려해도 팔뼈와 견갑골이 제 위치에서 벗어나 움직이기 때문에 불필요한 충돌이 생기는 것입니다.

마치 힘의 균형이 틀어진 노 사이즈를 줄이는 것이 아니라 노젓는 사람의 균형을 맞춰주는 것이 근본적인 치료법입니다. 충돌증후군역시 자라난 뼈를 깎아내는것이 근본적인 치료법이 아니라 틀어진 자세를 교정하고 이를 유발하는 불균형한 회전근개와 연부조직의 발란스를 다시 맞춰주는 재활운동치료가 근본적인 치료법인 것 입니다.

✅ 뼈가 자라서 충돌증후군이 생긴다?

태어날때부터 뼈가 기형이 아닌 이상 자라난 뼈를 깎아내서 없어질 수준의 충돌증후군 증상이라면 자세교정과 바른 움직임패턴 트레이닝 만으로도 충분히 치료가 가능합니다. 수술없이도 말이죠. 이미 대한견주관절학회에서는 자라난 견봉골극을 깎아내는 수술인 견봉성형술을 무차별적으로 시행하는 것에 대해 자성의 비판을 한바 있으며 2014년 이후 충돌증후군을 치료하기 위한 견봉성형술의 수술케이스는 감소하고 있는 추세입니다.

아직도 "충돌증후군입니다. 자라난 뼈를 깎아내는 견봉성형술, 견봉하감압술을 수술을 해야 낫습니다" 라고 이야기 하는 의사를 만난다면 뒤돌아서서 나와 제대로된 어깨전문의를 찾아가시기 바랍니다.

03

도수치료가 아닌
운동치료로 나을수 있는
오십견의 진실

"손만 대도 아플정도라 아무리 도수치료를 받아도 굳어진 어깨가 풀리지 않습니다. 어깨가 너무 굳어 있어 수면마취를 걸고 의사가 직접 굳은 어깨를 풀어주고 꺾어준다고 하는데요."

오십견 치료의 핵심은 다음과 같은 세 가지 입니다.

   첫째, 굳어진 관절낭을 풀어준다
   둘째, 관절낭이 다시 유착되지 않도록 스트레칭을 통해 관절가동범위를 유지한다
   셋째, 관절낭에 유착된 근본원인이 있다면 근본적인 원인제거를 해준다.

이러한 유착성 관절낭염 다른 말로 표현하자면 단순 오십견의 경우 초기에는 오십견 스트레칭과 같은 운동만으로도 충분히 치료가 가능합니다. 이미 관절강직이 심하게 진행되었거나 통증이 너무 심해 운동도수치료가 불가능할 정도라면 관절 수액 팽창술을 통해 유착된 관절낭을 주사로 부드럽게 풀어주고 나서 운동치료를 병행하면 만족할만한 결과를 얻을 수 있습니다.

✅ 억지로 잡아당긴다고 정말 효과가 있을까요?

불행히도 최근 몇몇 전문병원들이 광고하는 수면 마취하에 도수조작술을 통해 어깨가동범위를 확보해주는 브리즈망 도수조작술(brisement procedure) 이나 관절경을 이용하여 어깨내부 관절낭의 유착을 물리적으로 뜯고 풀어주는 관절낭 유리술과 같은 수술은 큰 단점을 가지고 있습니다.

그 이유를 말하자면 굳어진 관절낭을 더할 나위 없이 잘 풀어준다는 장점은 있지만 '인위적이고 물리적으로' 관절낭에 파열을 일으키기 때문에 파열된 관절낭이 회복되며 더욱 심한 관절구축과 유착이 발생하는 경우가 많다는 것입니다.

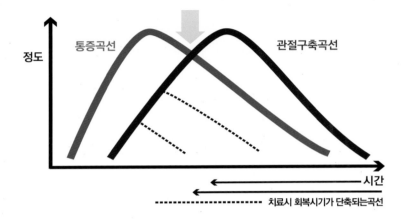

정도

통증곡선

관절구축곡선

시간

치료시 회복시기가 단축되는곡선

　예를들어 태권도를 배울때 다리찢기를 한다고 해봅시다. 하루 이틀 꾸준히 힘들더라도 스트레칭을 통해 유연성을 확보하는게 나을까요 아니면 뒤에서 누가 꽉 눌러줘서 하루에 단번에 다리를 찢는게 좋을까요?

　얼핏 생각하면 한 번에 다리를 쫙 찢는게 훨씬 효과적일 듯 하지만 극심한 통증으로 인해 그 다음날까지 운동은 커녕 걷지도 못하게 됩니다.

　마찬가지로 굳어진 어깨를 풀어주겠다고 수술적인 치료나 수면 마취하에 의사가 어깨를 잡아서 꺾으면 신체가 견디지 못할 만큼 자극을 받아 유착된 관절낭이 터지게 됩니다.

　마취 통증을 못 느낄때는 어깨가 자유자재로 움직이지만 마취에서 깨어나고 나면 극심한 어깨통증으로 팔을 전혀 움직이지 못할 정도가 되는 것입니다.

오십견 수술을 했던 '관절수액팽창술'로 주사를 맞았던 반드시 확보된 어깨 가동범위를 유지하기 위해서 꾸준히 스트레칭과 운동을 해주어야 합니다.

그 이유는 수술후에 파열된 관절낭으로 인해 움직이는 것조차 힘들어 하기 때문에 결국 오십견 스트레칭이 불가능하기 때문입니다. 불행히도 오십견 수술후에 되려 더 어깨가 굳어져 버렸다는 사람들이 너무나도 많습니다.

"오십견이라는 진단을 받고 어깨주사를 맞기도 하고 도수치료로 굳은 어깨를 푸는 치료도 꾸준히 받았지만 도수치료를 받은 그날만 괜찮지 자고 일어나면 다시 어깨가 굳어있는 것의 반복입니다. 언제까지 도수치료를 받아야 할지 모르겠습니다."

아직도 오십견으로 굳은 어깨를 '풀어주겠다'며 도수치료만 처방하는 의사가 많습니다. 유착된 관절낭을 도수치료로 수동적으로 풀어준다 해도 유착된 근본원인이 해결되는 것은 아닙니다.

각도가 안나오는 어깨를 마사지와 스트레칭으로 각도가 나오게 하는 것은 어렵지 않습니다. 핵심은 확보된 가동범위를 도수치료 없이도 스스로 잘 유지할 수 있느냐라는 것입니다.

유착성관절낭염 소위 오십견의 경우 관절수액 팽창술과 같은 비수술적 주사요법 후에 고유수용성감각을 활용한 능동적인 운동치료를 통해 충분히 굳어진 관절낭을 수술처럼 뜯어버리는 것이 아니라 '부드럽게' 풀어주고 이후 운동을 통해 가동범위를 회복할 수 있느냐 입니다.

아직까지도 굳어진 어깨를 (통증 때문에 수면마취를 걸어서라도) 의사나 치료사가 꺾어주고 풀어줘야 한다고 생각하시나요? 스포츠의학과 재활운동을 제대로 이해하고 있다면 신체반응과 반사트레이닝을 이용해 환자 스스로 충분히 통증 없이 어깨관절가동범위의 회복이 가능합니다.

04

어깨통증을 일으키는
일자목의 진실

　"어깨가 너무 결리고 아파요. 담이 자꾸 결려서 아무리 파스를 바르고 물리치료를 해도 또 금방 어깨가 뭉칩니다. 어깨 MRI를 찍어봐도 특별히 문제없다는데 왜이리 어깨가 자주 뭉치고 결릴까요?"

　"어깨 뒤쪽이 자꾸 아파서 초음파 검사와 MRI검사를 해봤는데 어깨 인대에 염증이 있다고 하더군요. 크게 문제될 것은 없다해서 물리치료도 받고 주사도 맞았는데 계속 아픕니다. 이젠 만성 어깨통증이 되었어요. 이해가 되질 않아요.

　평소 어깨를 자주 사용하는 것도 아닌데 왜 어깨에 염증이 있는지. 어깨사용을 쉬면 회복 될거라고 하는데 아무리 쉬어도 계속 아픕니다. 뭐가 문제일까요?"

　재활운동현장에서 자주 볼 수 있는 환자분들의 하소연입니다.

"어깨가 자주 뭉친다." "담이 자주 결린다."

특별한 이유가 없는데 왜 어깨는 아프고 치료를 받고 사용하지 않는데도 회복은 안되는 것일까요? 안타깝게도 제대로 진단이 이루어지지 않고 이에 따른 적절한 치료가 처방되지 않아서 입니다.

어깨가 아프다고 하시는 분들에게 반드시 묻는 질문 중에 하나가 바로 "어깨 어느 부위가 아프신지 손으로 짚어보세요"입니다. 그러면 파란색원 부위를 손으로 짚으시는 분들이 반정도 되고, 나머지는 빨간색원 부위를 짚습니다.

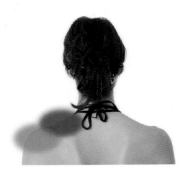

이때 파란색원 부위가 아프다고 하신 분들은 어깨관절내부 자체에 문제보다는 '목과 주변근육'에 원인으로 인해 통증을 느낄 가능성이 높고 빨간색 원부위를 짚으신 분들의 경우 어깨관절 내부에 병변이 있을 가능성이 높습니다.

이러한 목의 문제로 인해 발생하는 어깨통증은 (일자목, 거북목, 디스크퇴화등) 목 뒷편과 목덜미의 담결림, 근육통과 같은 통증 외에도 두통, 안구통(눈이 튀어나올 듯 한 느낌), 치통, 어깨죽지 결림, 등결림과 담결림, 팔 아래쪽으로 저림 증상이나 전기가 통하는 듯한 느낌 등입니다.

반면 어깨관절자체의 문제로 인한 통증은 대부분 어깨 부위 또는 견갑골 부위로 통증이 국한되는 경우입니다. 이두장건의 염증과 같은 질환이 동반되었을 경우 상완부에도 통증이 있을 수 있고 어깨관절 주위로 저림 증상이 나타날 수 있지만 전완부 쪽으로 저리거나 등쪽으로 통증이 퍼지는 듯한 양상이 없다는 것이 차이점입니다.

항상 주의할 점은 증상을 따라다니며 증상에 맞는 치료를 해서는 안된다는 점입니다. 예를 들어 살이 많이 찐 사람이 있다고 해볼까요? 살쪘다는 증상을 치료하기 위해서는 지방흡입이나 체형관리시술을 시행하면 된다고 생각합니다.

하지만 살이 찐 근본적인 원인은 평소 부족한 운동량과 과식등의 나쁜 식습관 때문이기 때문에 아무리 지방흡입을 통해 살을 빼주어도 운동량을 늘리고 식습관을 개선해주지 않으면 비만이라는 질환은 해결되지 않습니다.

✅ 뼈가 자라서 충돌증후군이 생긴다?

어깨통증도 마찬가지입니다. 통증이라는 것은 증상이고 질환의 결과물입니다. 우리가 치료해야할 것은 통증이라는 증상 그 자체가 아니라 통증을 유발시키는 근본적인 원인이어야 합니다.

빨간색 원과 같이 어깨관절자체에 해부학적인 구조물에 손상이 있는 경우는 주사, 시술, 수술 등의 의학적 치료를 통해 손상된 구조물을 해결해주면 근본적인 치료가 됩니다.

하지만 파란색 원과 같이 어깨자체의 문제가 아닌 목의 질환으로 인해 부수적으로 어깨결림과 통증이 생겼다면 당연히 치료는 어깨가 아닌 근본원인인 목을 치료해야 합니다.

또한 어깨가 문제인지 목이 문제인지 확인하기 위해서는 엑스레이와 MRI에만 의지해서는 안됩니다. 숙련된 어깨전문의가 직접 환자와 대화를 통해 문진하고 어깨나 목에 구조적인 문제가 있는지 체크를 위한 이학적 검사를 시행해야 합니다.

회전근개나 관절와순손상의 경우는 이학적검사를 통해 감별하는 것이 어렵지 않습니다. 다만 팔 아래쪽으로 저림 증상이 있는 경우 어깨질환으로 인한 저림 증상인지 목의 병변으로 인한 저림 증상인지 감별하는 것이 어려울 수 있습니다.

특히 상견갑신경의 경우 어깨질환에서 문제가 가장 많이 발생하는 신경인데 상완신경총의 저림증상과 구분이 되지 않습니다. 이런 경우 Spurling Test로 디스크증상을 감별하거나 극상근, 극하근의 근위축 및 저림증상을 체크하여 구분하여 진단하는 것이 필요합니다.

목디스크가 있거나 일자목, 거북목처럼 경추의 정렬이 깨져서 머리가 전방으로 약 15도만 더 기울어지게 되면 목이 버텨야 하는 하중이 약 두배 이상 증가하게 됩니다. 무슨말이냐고요?

평소 5KG 정도의 머리무게를 지지하면 되는 목과 목주변의 근육이 고개를 15도만 앞으로 기울어져도 두배 이상의 하중을 더 버텨야 한다는 뜻입니다.

때문에 상부승모근을 비롯해 머리 뒷부분부터 어깨 뒤편 전반 그리고 등전체적으로 자리잡고 있는 상중하 승모근이 필요이상 하루종일 긴장하게 되고 그로인해 어깨 뒷편과 목덜미 그리고 등의 통증이 발생하게 되는 것입니다.

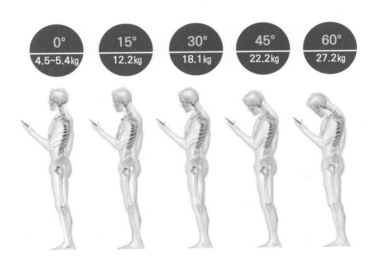

머리·목 정렬에 따른 무게 부하 정도

쉽게 설명 하자면 하루종일 5KG만 들고 있으면 되는 근육이 서서 활동하는 시간이 10시간 이라면 이시간동안 두 배 무게인 12KG을 유지하고 있어야 한다는 뜻입니다.

당연히 이렇게 목의 일자정렬, 일자목/거북목으로 인한 어깨통증의 경우 바른 자세와 목의 올바른 정렬을 회복시켜주기 전까지는 어떤 어깨주사와 물리치료로도 완치할 수 없습니다.

아직도 너무나 많은 의사들이 어깨통증의 근본적인 원인이 목에 있는지 어깨자체에 있는지 감별하지 못하여 근본적인 치료법을 제시하지 못하고 불필요한 소염진통제와 어깨통증 주사치료만을 남발하고 있습니다.

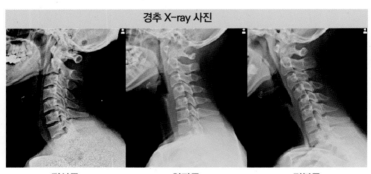

경추 X-ray 사진

정상목　　　　　　　일자목　　　　　　　거북목

✅ 모든 치료는 정확한 진단에서부터 시작한다!

　모든 치료는 정확한 진단에서부터 시작합니다. 통증을 일으키는 근본적인 원인을 제거하거나 치료해줘야 궁극적인 완치가 가능한 것입니다.

　평소 목덜미가 결리고 어깨 뒷편 통증이 심하신가요? 평소 라운드숄더 또는 안으로 말린 어깨나 구부정한 자세를 갖고 있으신가요? 이런 경우 바른자세를 회복해야만 어깨통증을 치료할 수 있습니다.

　소방관들은 산불이 났다고 해서 눈에 보이는 불만 끄지 않습니다. 눈에보이는 불을 다끄고 난뒤에도 불이 시작되는 발화점을 찾아서 화재원인자체도 해결합니다.목 때문에 아픈 어깨인지, 어깨자체에 문제가 있어서 생긴 어깨통증인지 반드시 구분해야 하며 목 때문이라면 바른 자세를 회복하셔야 어깨통증도 없어진다는 점 잊지 말기 바랍니다.

05

아무리 맞아도 치료효과가 없던 체외충격파: 어깨석회성건염의 진실

"선생님, 어깨에 석회가 있어 체외충격파를 열 번이나 받았는데 치료되는 느낌이 없습니다. 통증은 그대로고 팔은 들어올리지 못할 정도로 아픕니다. 충격파치료 받을 때마다 멍이 들정도인데 이제는 석회제거 수술을 받아야 하지 않을까요?" 김성호님(40세, 서울)

체외충격파치료를 받았는데 멍이 들었다? 단언컨대 사용한 충격파는 공기압방식의 방사형 체외충격파입니다. 불행히도 어깨석회를 치료하기 위해서는 초점형(포커싱형) 체외충격파를 사용해야 치료효과가 있습니다. 말그대로 충격파가 퍼지는 방식의 의료기기를 사용해서 치료를 했기 때문에 석회성건염이 치료되지 않은 것입니다.

환자입장에서는 의사가 사용하는 의료기기가 어떤 것인지 정확히 알 수 없기에 어깨 석회성건염 치료효과가 미미한 방사형 체외충격파 치료를 멍이 들어가면서까지 받았음에도 왜 치료가 되지 않는지 알 수 없는 것입니다.

어깨통증으로 병원을 한번이라도 다녀오신 분들이라면 체외충격파 치료 Extracorporeal Shock Wave Therapy, ESWT 에 대해 들어보셨을 겁니다. 하지만 이 체외충격파치료가 사용하는 의료장비에 따라서 효과가 천차만별이라는 사실을 알고계신 분은 거의 없습니다.

기기 종류에 따라서 적게는 300만원부터 비싸게는 1억 원을 넘는 가격까지 체외충격파기기는 그 작동원리와 치료효과에 따라서 가격이 하늘과 땅만큼 차이가 납니다.

체외충격파가 어깨나 무릎등의 근골격계 질환의 치료법으로 사용되기 시작한지는 불과 몇 년 되지 않았습니다. 우리가 흔히 알고 있는 요로결석이 있을때 돌을 깨는 치료가 바로 체외충격파죠. 수많은 연구논문을 리뷰해보면 이미 해외에서도 어깨 석회성건염에 있어서 체외 충격파치료의 효과는 모두 인정하고 있습니다.

다만 주의할 점은 석회성건염과 회전근개 미세파열에 치료효과가 있다고 밝혀진 체외충격파기기종류는 포커싱타입 focusing type의 체외충격파기기라는 점입니다.

체외충격파치료는 발생원리에 따라 포커싱타입과 방사형타입으로 나눌 수 있습니다. 포커싱타입은 말 그대로 충격파를 한 점 으로 모으는 방식이고 방사형은 공기를 압축해 충격파를 물리적으로 발생시키는 방식으로 공압형 pneumatic type 입니다.

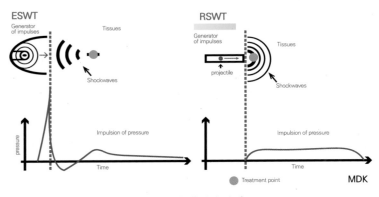

〈초점형 vs. 방사형 충격파 비교〉

당연히 포커싱 타입의 체외충격파는 한 지점으로 모든 충격파를 모아 에너지를 전달할 수 있기에 석회와 같은 국소부위에 병변을 치료하는데 훨씬 효과적입니다.

반면에 포커싱형 충격파는 충격파를 발생시키는 방식에 따라서 전기 수력식 electrohydraulic, 엘렉트로마그네틱 electromagnetic, 그리고 압전식 piezoelectric 으로 구분할 수 있는데 이 중 엘렉트로마그네틱 방식이 가장 안정적이고 일정한 충격파를 발생시킬 수 있어 어깨질환의 치료연구에 많이 사용되며 그 임상 효과도 뛰어납니다.

이러한 포커싱타입의 체외충격파의 치료효과는 주로 세포 단위에서 나타나고 방사형타입으로 퍼지는 체외충격파의 경우 근육과 같은 조직단위에서 나타납니다.

즉 허벅지나 엉덩이 등의 근육뭉침이나 결림을 치료하기 위해서는 조직단위의 치료에 효과적인 방사형 체외충격파를 사용해야하고 석회성건염이나 회전근개 미세파열과 같은 어깨관절내부의 병변을 회복시키고 치료하기 위해서는 피부깊숙이 충격파를 보낼 수 있는 포커싱타입의 체외충격파를 사용해야 합니다.

불행히도 포커싱타입, 그중에서도 엘렉트로마그네틱 타입 방식의 체외충격파는 높은 기술력이 요구되어 기기가격이 1억원을 넘는 것이 대부분입니다.

때문에 '도니어' 충격파 기기와 같은 엘렉트로마그네틱타입의 체외충격파는 대부분 대학병원이나 의료기기에 투자를 아끼지 않는 소수의 로컬병원에서나 볼 수 있습니다.

그럼 동네 병원은 뭘 쓰냐고요? 대부분의 동네 마취통증의학과나 정형외과들은 비용적인 문제 때문에 저렴한 방사형타입의 체외충격파를 사용해 어깨석회를 치료하고 있습니다. 이런 방사형 체외충격파는 공기압력을 이용하여 물리적으로 망치를 때리듯 피부를 때려서 충격파를 발생하는 방식이기 때문에 치료부위가 벌겋게 달아오르거나 멍이들 수 있습니다.

"충격파 치료를 받아도 매번 죽을 만큼 아프기만 하지 낫고 있다는 느낌은 없었거든요. 그렇잖아도 약한 피부가 충격파치료만 받으면 멍이 들어서 더 아픕니다. 반면에 포커싱타입의 충격파로 한번 치료받고는 처음으로 그날 저녁 어깨가 안아프더군요. 충격파 기계에 따라 치료효과가 이렇게 다를줄은 상상

도 못했습니다. 이제까지 받은 쓸모 없던 충격파 치료값을 다 돌려받고 싶은
심정이에요."

석회성건염은 말 그대로 어깨인대안에 이물질 = 석회가 침착된 질
환입니다. 엘렉트로 마그네틱타입의 포커싱 타입 체외충격파로 정확
히 타겟팅해서 치료한다면 석회성 건염은 금새 통증이 완화되고 치료
되는 가장 쉬운 어깨질환 중 하나입니다.

만약 체외충격파치료를 5회 이상 시행했음에도 통증완화효과가 없
던가 치료호전의 느낌을 받지 못하였다면 사용하는 체외충격파기기의
타입을 반드시 확인해봐야 합니다.

석회성건염에 효과적인 체외충격파기기는 포커싱타입, 그중에서도
엘렉트로마그네틱타입과 피에조 방식의 체외충격파여야 효과있다 할
수 있습니다.

06

통증완화에 즉효인
스테로이드 주사
어깨주사의 진실

"처음에는 어깨주사를 한 번 맞으면 6개월도 거뜬했어요. 그런데 갈수록 주사 효과가 짧아지더니 이제는 어깨주사 1번 맞고나면 한 달하니까 안전하다고 생각했습니다."

- 박동희씨 (50, 부산)

어깨통증이 있는 경우 가장 흔한 처방 중 하나가 바로 스테로이드 주사입니다. 스테로이드 성분은 강력한 소염제로서 통증을 유발하는 염증을 빠르게 감소시켜주고 통증 완화를 해주는 역할을 합니다. 물론 주사를 맞는다고 어깨질환의 원인이 치료되는 것은 아닙니다.

회전근개가 파열되었거나 석회가 있을시 스테로이드 주사를 어깨에 놔주면 통증은 바로 완화되지만 근본적인 통증의 원인인 석회와 파열된 인대는 해결되지 않으니 말이죠. 불행히도 이런 내용을 잘 모르는 환자분들, 특히 연세가 많으신 분들은 어깨주사를 반복적으로 맞는 경우가 많습니다. 수술 후 재활운동을 하러 방문한 동희씨는 당시를 생각하며 계속 말을 이어나갔습니다.

"이후에 점점 주사간격이 짧아지길래 1년에 9번 정도 주사를 맞고 나서 아니다 싶어서 대학병원에 갔습니다. 다시 MRI를 찍어보니 그사이 1년 전엔 부분파열이었던 극상근은 이미 완전 파열이 되었고 견쇄관절의 연골까지 녹아있는 상태라고 하더군요."

"과거 1년 전 촬영한 MRI와 비교해보니 제가 봐도 뼈가 녹은게 보였습니다. 대학병원 교수님말씀으로는 자주 맞았던 스테로이드주사 때문으로 보인다고 하셨습니다."

이학적 검사와 MRI 영상검사결과 이미 동희씨의 극상근인대는 완전파열된 상태였고 나아가 견쇄관절까지 연골이 녹아있는 상태였습니다. 초음파를 보면서 관절낭안에 주입하면 안전하다던 스테로이드주사. 어째서 동희씨는 뼈까지 녹아버리게 된 것일까요?

어깨주사에 가장 기본적으로 사용되는 스테로이드 성분은 빠르고 강력한 진통효과를 가지고 있지만 동시에 과하게 사용하거나 인대에 직접 주사할 경우 연부조직과 인대를 약화시키거나 심하면 파열시킬 수도 있는 치명적인 단점이 있습니다.

때문에 우리나라에서는 '부신피질호르몬제(스테로이드제제)를 이용한 관절강내 주사는 약제에 의한 부작용을 고려하여 동일관절에는 2-4주 간격으로 1년에 3-4회 인정한다'라고 심평원 의료기준에 고시를 해두었습니다.

즉 한 어깨에 1년에 4번까지만 스테로이드성분의 주사를 인정하겠다는 뜻입니다. 법적으로 약제에 의한 부작용 때문에 스테로이드주사의 횟수를 제한해 둔 것입니다.

그럼에도 너무나 많은 환자들이 적게는 한 달에 한 번씩, 많게는 2달에 10회 가까이 어깨주사를 맞고 있습니다. 단순 어깨주사는 어깨통증의 근본적인 원인을 절대 치료해주지 못한다는 사실은 모른채 말이죠.

"이제까지 여러 번 맞아도 큰문제 없었는데, 그날은 주사 맞는데 너무 너무 아팠습니다. 어깨근육이 찢어지는거 같았는데 의사도 간호사도 긴장해서 그런거 같다며 별 걱정 안하더라구요.

그런데 시간이 지날수록 어깨가 점점 붓고 통증도 심해져 병원을 가봤는데 결국 염증이 생겼다고 씻어내는 수술까지 했습니다. 나중에 알고보니 그때 주사액이 인대쪽으로 잘못 주입된거 같다고 하더군요."

어깨는 해부학적 구조가 매우 복잡합니다. 인대와 근육이 서로서로 겹쳐서 어깨관절을 둘러싸고 있고 인대와 신경이 얽혀 있습니다. 마치 실타래처럼 말이죠.

그래서 초음파등의 영상진단기기의 도움을 받아 바늘의 위치를 정확히 확인하면서 주사를 놓지 않으면 잘못된 부위에 주사액을 주입할 가능성이 큽니다.

2014년 연구에 따르면 초음파유도하에 어깨관절낭 안에 정확히 주사를 놓는 성공률은 93%로 알려져 있습니다. 반면 초음파를 이용하지 않고 의사의 스킬에만 의지한 경우 성공률이 10 ~ 42%로 뚝 떨어지게 됩니다.

켜켜이 얽힌 회전근개인대와 근육을 모두 피하고 관절낭안에 안전한 공간에 정확히 주사바늘을 방향과 깊이를 고려하여 찌르며 주사액을 주입하는 것이 쉽지 않다는 뜻입니다.

"주사를 맞으면 한동안 아프지 않아 좋아요. 다른 병원에선 파열된 회전근개를 봉합하는 수술을 해야한다 이야기 들었지만 수술없이 주사만 맞아도 어깨통증이 싹 가라앉았거든요."

"그런데 그렇게 6개월 정도 주사를 맞다보니 통증은 점점 나아지긴 했지만 없어지진 않더라구요. 의사에게 언제쯤 회전근개파열이 완치 되는거냐 물었는데 주사로 완치 되는건 아니다. 통증을 관리하며 덜 아프게 쓸 수 있게 하는거다라고 설명해주더군요. 그러면 먹는 진통제와 똑같다는 뜻이지 않나요? 안아프게만 해주는 치료를 6개월이나 받고 있었던거에요"

어깨주사를 여러 번 맞은 환자들이 속상해하는 경우가 바로 이런 케이스입니다. 치료가 되는 줄 알고 맞았던 스테로이드성분의 어깨주사가 결국 진통제 이상도 이하도 아니었다는 것입니다.

주사를 맞는게 치료의 끝이 아니라 어깨주사를 맞는 것은 치료의 시작으로 주사로 통증이 나아지면 재활 운동 치료등으로 어깨질환의 근본적인 원인을 해결해야 한다는 점을 알지 못했던 것이죠. 어깨주사는 어깨통증을 가라앉혀줄 순 있어도 어깨통증의 원인을 치료해주지는 못합니다. 마법의 스테로이드주사. 반드시 초음파가이드 하에 횟수를 조절해가며 조심히 맞아야 하는 주사라는 점, 그리고 이 주사가 치료의 끝이 아닌 시작이라는 점을 반드시 기억해야 합니다.

2

어깨통증을 유발하는
가장흔한 어깨질환

01

자다가 억 소리날 정도의
어깨통증 석회성건염

"선생님 지금 아들이 응급실에서 어깨 수술하겠다고 사인을 했다는데 제발 한번만 봐주세요."

- 한성희(성남, 34)

어깨질환 중 응급실을 갈 정도의 극심한 통증이 있는 환자가 어깨 석회성건염 또는 석회화건염입니다. 평소 아무렇지도 않다가 숨이 넘어갈 듯이 극심한 통증에 팔을 잘라내고 싶다고 할 정도로 통증이 급작스럽게 찾아오는 것이 이런 어깨 석회성건염의 특징 중 하나입니다.

어깨석회성건염은 쉽게 설명하자면 어깨인대와 연부조직에 생긴 이물질-석회로 인한 통증입니다. 우리 눈에 작은 먼지나 눈썹이 들어가

면 매우 불편하고 이물질이 빠져나오기 전까지 계속 눈이 충혈되고 아
프듯 어깨 힘줄이나 연부조직에 석회가 침착되면 석회가 모두 흡수되
거나 제거 될때까지 주변을 자극하여 염증을 유발하고, 통증을 일으
킵니다.

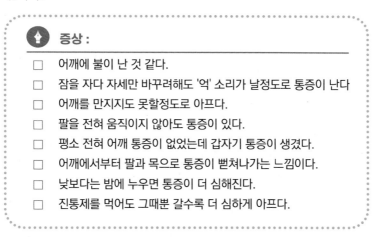

위의 증상에서 3가지 이상 해당된다면 석회성건염을 의심해봐야 합
니다. 흔히 통증의 정도를 VAS score로 0 ~ 10점 만점으로 측정하는
데 (0점은 안아픈 것, 10점이 죽을 정도로 아픈 것) 출산의 고통이 6~7
점인데 반해 석회성건염으로 인한 통증이 8~9점이 라고 하니 그 통증
이 얼마나 심한지 알 수 있습니다.

다행인 점은 석회성건염은 다른 어깨 질환에 비해 그 원인이 매우
뚜렷하기 때문에 치료가 상대적으로 쉽다는 점입니다. 말 그대로 이물
질인 석회를 없애거나 사이즈를 줄이거나 빨리 흡수시키면 통증이 완
화되는 것입니다.

가장 많이 물어보시는 질문들이 왜 어깨에 석회가 생기느냐 인데 주로 혈류장애로 인해 석회가 침착되어 발생하는 것으로 알려져 있습니다. 석회는 크게 형성기 – 유지기 – 흡수기로 단계가 분류되는데 가장 통증을 많이 느끼는 시기가 바로 흡수기입니다.

이 흡수기의 석회에는 흡수를 위한 혈류들이 자라 들어가게 되는데 찐득찐득한 성질을 갖고 부피가 늘어나기 때문에 회전근개 내 압력이 증가하여 통증이 극심해지는 것입니다.

진단은 간단한 엑스레이 검사만으로도 확인이 가능합니다. 형성기의 분필가루 같은 성질의 석회나 미세한 사이즈의 석회의 경우 MRI나 엑스레이에는 잘 보이지 않는 경우가 있습니다.

특히 MRI가 가장 정확한 검사라고 알고계신 환자분들 중에 MRI상에 석회가 없는데 어찌된 일이냐 물어보는 분들도 있습니다. MRI라는 건 우리 몸의 단면을 약 3 ~ 4mm 간격으로 슬라이스 치듯 촬영하여 단면사진을 보는 영상검사입니다.

어깨석회가 가루와 같은 성질이거나 MRI 스캔 간격보다 작은 사이즈라면 촬영사진에 보이지 않을 수도 있습니다. 이런 경우 대부분 별거 아닌 어깨통증인줄 알고 방치해뒀다가 나중에 극심한 통증으로 병원에 내원하여 어깨에 석회가 있다는 진단을 듣게 되면 당황해 하는 경우가 많습니다.

통증을 느끼기 시작한 초기에 어깨전문의가 해상도 높은 초음파기기로 어깨초음파 검사를 해보았다면 1mm 사이즈의 석회까지도 확인이 가능했을 텐데 단순히 엑스레이상에 보이지 않는다고 해서 놓치는 경우가 많은 것입니다.

위의 석회성 건염증상에 3가지 이상 해당되는데 특별히 다른 어깨에 손상이나 질환은 없음에도 불구하고 통증이 계속된다면 초음파검사를 잘하는 어깨 전문의에게 재진단을 받아야 합니다.

엑스레이도 MRI도 모두 의사가 판독하고 해석하는 것이기에 항상 오진과 오판독의 가능성이 있지만, 환자가 느끼는 통증의 양상이나 정도는 거짓말을 하지 않습니다. MRI결과보단 환자가 느끼는 증상이 더 정확하고 솔직합니다.

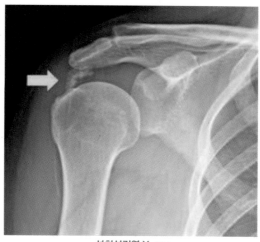

석회성건염 X-ray

회전근개파열과 같이 수술을 필요로 하는 어깨질환이지 않은 이상 석회성건염의 치료는 비수술적 치료로 가능합니다. 보통의 석회성건염 X-ray 경우 석회성건염은 심한 염증을 일으키기 때문에 흔히 유착성 관절낭염(오십견)이 동반되는 경우가 많은데 이런경우 석회치료와 더불어 반드시 오십견 치료도 해줘야 석회가 재형성되고 재발되는 것을 예방할 수 있습니다.

기본적으로 어깨 석회성건염 치료는 1) 석회로 인해 생긴 염증의 완화 2) 석회질의 제거 또는 흡수촉진으로 진행됩니다. 만약 어깨석회로 인해 유착성관절낭염이 생겼거나 관절가동범위의 제한이 생겼다면 재활운동치료를 추가하기도 합니다.

"수술까지 예약해둔 상황에서 주사로 석회를 뽑을 수 있다는 말에 안되도 본전이라는 생각에 석회주사흡입치료를 받기로 결심했습니다. 밤에 잠도 못 잘 정도로 통증이 극심했었거든요.

파스를 붙이고 진통제를 아무리 먹어도 통증 때문에 아무것도 할 수가 없었습니다. 저녁만 되면 더 아파서 혼자 울기도 많이 울었어요. 잠자려고 누우면 어깨를 짓누르는 듯한 통증에 팔을 잘라내고 싶을 정도였습니다."

형성기의 석회는 통증이 극심하기 때문에 석회를 제거해주는것이 빠른 치료에 좋습니다. 보통 석회의 제거는 석회주사 흡입치료나 수술적인 치료로 제거합니다.

석회사이즈가 커서 봉합수술이 필요할 정도로 회전근개가 손상된 것이 아닌 이상은 보통 석회 주사흡입치료로 석회질을 제거하는 치료를 하게 됩니다.

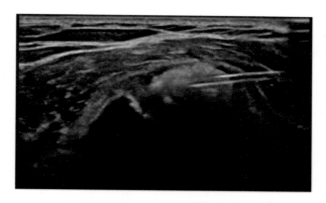

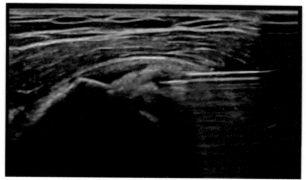

석회주사흡입치료 초음파 사진

"석회를 주사기로 뽑고 나서 30분도 안 되서 통증이 거짓말처럼 없어지는 걸 느꼈습니다. 수술 아니면 안된다고 알고 있었는데 주사로 석회를 뽑아낼수 있어서 너무 다행이네요."

석회주사흡입치료의 장점은 어깨 관절경 수술없이도 어깨인대 내에 침착된 석회를 주사기로 뽑아낼 수 있다는 것입니다. 이때 주의해야 할 점은 주사흡입이후 통증이 사라졌다고 해도 약물과 주사에만 의지하면 안되고 석회로 인한 염증성 유착반응과 관절강직을 예방하기 위해 스트레칭과 재활운동치료를 시행해주어야 한다는 점입니다.

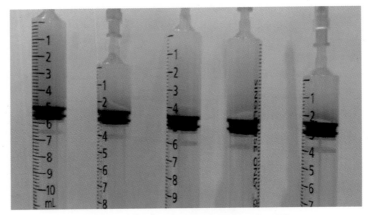

석회주사흡입치료 후 주사기에 침전되어 있는 석회

석회주사흡입치료 이후 남아있는 석회나 또는 주사흡입이 필요할 정도로 석회양이 많지 않은 경우, 또는 석회가 넓게 산재되어 있는 경우 체외충격파 시술을 통해 석회질을 자극하여 분쇄시키고 주위의 혈류를 개선하여 석회질의 흡수를 촉진시켜줍니다.

포커싱타입의 체외충격파를 사용하게 되면 보통 3-5회 정도면 통증이 감소되는 것을 느낄 수 있고 5~7회 정도의 한 사이클의 충격파 치료를 한 이후 3-4주가량 기다리면서 석회가 흡수될 수 있도록 텀을 줍니다.

4주정도 경과 한뒤에 엑스레이촬영과 증상호전정도를 판단하여 추가적인 충격파치료를 진행할지 여부를 결정하게 됩니다. 종종 어깨 석회화건염 치료에 전혀 효과 없는 방사형충격파로 치료를 처방하거나 10회 넘게 매주 연달아 충격파치료를 처방하는 경우가 있는데 두 방법 모두 권할만한 어깨석회화 건염 치료법이 아닙니다.

　체외충격파치료는 우리 신체에 충격파에너지를 제공하는 치료로서 효과적인 엘렉트로마그네틱 타입의 포커싱타입 충격파기기로 보통 1회 치료에 1,000 ~ 1,500타 정도의 충격파를 시술하게 됩니다.

　이러한 충격파 치료는 신체 세포단위에 에너지를 전달하기 때문에 충격파치료를 받은 날은 쉽게 피곤하고 가벼운 몸살기운을 느끼는 분들도 있습니다.

　수술이 필요한 석회사이즈임에도 불구하고 수술이 불가능한 기왕력을 갖고 있는 케이스와 같은 예외적인 상황을 제외하고는 10회 이상 연달아서 체외충격파치료를 진행하는 것은 흔한 케이스는 아닙니다.

02

팔을 들어올릴 때 마다 짜릿한
어깨통증 : 회전근개파열

"일상 생활 할때는 전혀 문제없는데요, 찬장에서 물건을 꺼내려고하거나 팔을 들어올릴때만 통증이 있어요."

"어깨통증이 심하지는 않습니다. 별로 아프진 않는데 운동 할 때 점점 파워가 떨어지는 느낌이 듭니다. 아프다기보다는 뭔가 불편하다고할까요? 어깨를 사용할때 큰 문제는 없는데 어깨가 결리고 쑤시는 느낌이 있습니다."

어깨엔 팔을 들어 올리고 앞뒤 위아래로 자유롭게 움직일 수 있게 해주는 4개의 회전근개(힘줄)가 있습니다. 4개의 회전근개는 각기 팔을 올리거나 안으로 움직이거나 하는등의 각기 다른 역할을 하지만 4개의 인대가 서로 균형을 이루며 팔뼈가 관절안에서 제 위치를 잡고 탈구되지 않도록 어깨관절을 유지하는 역할을 합니다.

보통 회전근개파열은 초기에 병원을 내원하는 경우가 드문편인데 바로 4개의 인대가 서로 보상(force couple)하며 움직이기 때문입니다. 이가 없으면 잇몸이라고 하죠?

예를 들어 4개 중 1개의 인대에 미세파열이 생겼다하면 손상된 1개의 인대는 그만큼 덜 사용하게 되고 나머지 3개의 인대가 1개 인대 몫만큼 더 열심히 움직여주기 때문에 손상을 쉽게 느끼지 못하고 어깨기능이 달라진 것 역시 바로 느끼지 못하는 경우가 대부분입니다.

그렇게 시간이 경과함에 따라 손상된 인대는 점점 더 파열이 진행되고 나머지 3개의 인대도 과사용 되는 기간이 누적됨에 따라 점점 지쳐가게 되죠. 그러다 일정수준을 넘어서게 되면 그제야 파열된 인대가 사용되는 동작을 취할 때마다 통증을 느끼게 됩니다.

"의사선생님께 회전근개가 50% 찢어져서 수술을 해야 한다고 이야기 들었습니다. 하지만 저는 어깨통증이 그리 심한 것도 아니고, 재활운동치료처럼 보존적 치료로는 안되는 걸까 했는데. 3개월 정도 주사 치료하면서 운동을 꾸준히 했더니 지금은 거의 일상생활에 통증도 없고 어깨 힘도 예전보다 좋습니다. 인대가 많이 찢어졌다고 다 수술 해야하는건 아니라는 생각이 들더라구요."

우리는 흔히 회전근개 몇 퍼센트 파열되었다 몇 센치 찢어졌다고 이야기 합니다. 그리고 50% 이상 찢어진게 아니라면 수술할 필요가 없다고 알고 있는 경우가 많습니다.

하지만 실제 회전근개는 부착부위에서 파열이 생긴건지 아님 인대중간에서 파열이 생긴건지 파열의 위치와 정도, 양상에 따라서 효과적인 수술적 치료와 비수술치료가 달라지게 됩니다.

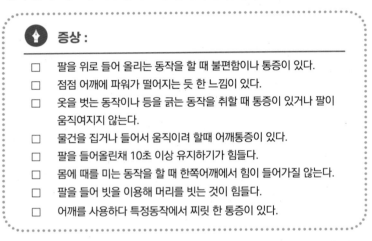

✒ 증상 :

- ☐ 팔을 위로 들어 올리는 동작을 할 때 불편함이나 통증이 있다.
- ☐ 점점 어깨에 파워가 떨어지는 듯 한 느낌이 있다.
- ☐ 옷을 벗는 동작이나 등을 긁는 동작을 취할 때 통증이 있거나 팔이 움직여지지 않는다.
- ☐ 물건을 집거나 들어서 움직이려 할때 어깨통증이 있다.
- ☐ 팔을 들어올린채 10초 이상 유지하기가 힘들다.
- ☐ 몸에 때를 미는 동작을 할 때 한쪽어깨에서 힘이 들어가지 않는다.
- ☐ 팔을 들어 빗을 이용해 머리를 빗는 것이 힘들다.
- ☐ 어깨를 사용하다 특정동작에서 찌릿 한 통증이 있다.

위의 증상에서 5가지이상 해당된다면 회전근개 파열을 의심해 보아야 합니다. 대부분의 의사들이 MRI상에서 찢어진 인대를 보여주며 - 부분파열이니 비수술치료 합시다 또는 완전파열이니 수술해야합니다~ 라고 말합니다.

회전근개인대의 손상여부는 굳이 MRI를 촬영하지 않더라도 초음파검사를 통해 충분히 자세한 진단이 가능합니다. 하지만 제대로된 어깨전문의는 임상에서 회전근개 파열환자의 치료방향을 결정하기 위해서는 단순히 MRI나 초음파상의 영상소견에만 근거해서 어깨 회전근개 재건 관절경 수술을 결정하지 않습니다.

충분한 이학적 검사와 환자의 증상, 나이, 직업, 환경등을 모두 통합적으로 고려한후 진단을 내리는 것입니다. 어깨의 회전근개는 1개의 두꺼운 고무줄이라기 보다는 여러 개의 고무줄이 한 대 뭉쳐진 고무줄 다발이라고 생각하면 좋습니다.

아래 그림과 같이 크게 회전근개는 크게 두개의 층으로 구분할 수 있는데 윗부분이 퇴행성변화와 파열등으로 손상되는 경우와 관절 부착면과 닿는 아랫층 부분의 인대가 손상되고 파열되는 경우. 각각 환자가 느끼는 통증의 양상, 정도, 환경이 각기 다르며 나아가 같은 치료라도 그 효과가 각기 다르게 나타나는 것이 특징입니다.

수술적치료를 선택할것인지 비수술적 치료를 진행할것인지 결정하기 위해서는 기본적으로 어깨관절과 인대부위를 일일이 손으로 만져보는 이학적 검사, 환자분이 호소하는 증상 (언제, 어떻게, 어떤 느낌으로 통증이 생기는지), 보존적 치료반응 이력, 현재 직장과 활동력, 연령, 통증발생 시점과 부상이력, 그리고 자세한 과거력등을 체크해보고 이 모든 요소들을 풍부한 임상경험을 바탕으로 통합적으로 고려하는 것이 필수입니다.

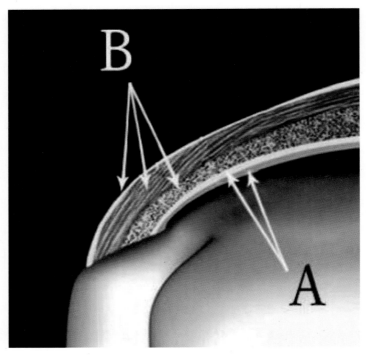

A - 관절면측 회전근개 / B- 점액낭측 회전근개

　예를 들어 MRI상에는 회전근개극상근이 조금 파열됐지만 통증을 거의 호소하지 않고 보존적 치료(재활운동등)에 잘 반응한다면 비수술적 치료를 선택할 수 있고 반면 파열정도는 심하지 않지만 통증이 극심하고 보존적 치료에 반응하지 않는다면 수술적 치료를 선택하게 됩니다.

　대부분의 사람들이 인대가 많이 파열된 상태일수록 수술을 해야한다는 고정관념과는 달리, 통증과 인대파열 양상을 반드시 함께 고려해

가며 수술 또는 비수술적 치료방향을 결정하는 것입니다. 회전근개의 파열된 범위가 6mm 이하인 부분파열의 경우 비수술적 치료를 우선적으로 고려하게 됩니다.

약물, 물리치료, 스테로이드 관절강내 주사를 통한 통증을 감소시키는 치료를 시행하게 되고 충격파 치료, 프롤로 치료 등을 통해 손상된 회전근개를 강화하거나 인대 조직을 증식시키는 인대증식치료를 하고 재활운동치료를 통해 현재있는 회전근개와 주변의 연부조직근육을 강화시켜 더 이상 파열의 진행을 최대한 예방할 수 있습니다.

"어깨인대가 15 ~ 20% 정도 파열되었다고 해서 굳이 수술할 정도는 아니라고 했었요. 그래서 프롤로 주사를 6회 정도 맞으며 인대강화치료를 했는데 특별히 통증이 더 나아지지도 않고 어깨를 쓸때 마다 불편함은 계속됐습니다.
거의 6개월간 재활운동치료도 열심히 했는데 결국 어깨 쓰는게 불가능 할정도로 통증이 계속되서 수술을 하게 되었습니다. 수술하고 3개월 정도 지났지만 지금이 수술 전보다 통증도 덜하고 훨씬 나아요. 인대파열이 조금이라고 해서 반드시 비수술로 치료가능한 건 아닌가 봅니다."

관절면측의 회전근개파열(그림 A에 해당)만 있는 경우는 어깨와 팔의 움직임에 제한이 없으며 통증만 있는 경우가 많기 때문에 이러한 스테로이드 관절낭주사, 충격파치료와 재활 운동 같은 보전적 치료의 효과가 좋다는 점입니다.

	GRADE 1	GRADE 2	GRADE 3
관절면측 회전근개 파열			
점액낭측 회전근개 파열			

그러나 점액낭측의 회전근개파열(그림 B에 해당)인 경우는 통증뿐 아니라 움직임에 제한이 생기는 경우가 많으며 보전적 치료의 치료성적이 저조한것으로 알려져 있습니다.

이런 경우는 이학적 검사와 환자의 이력, 환경 등을 모두 고려하여 보존적치료에 매달리기보다는 수술적인 치료를 적극적으로 고려해보는 것이 좋습니다. 회전근개파열 재건술을 하게 되면 기본적으로 4 ~ 6주간 어깨 외전 보조기를 착용하게 됩니다.

이 외전보조기의 목적은 1) 수술한 어깨를 보호하는 것과 2) 어깨인대가 뼈에 제대로 생착되는데 가장 좋은 각도를 유지 해주는데 있습니다.

약 6주차가 되기 전까지는 회전근개는 봉합사의 힘에 의해 어깨뼈에 고정되어 있을 뿐입니다. 칼에 베인 다음 대일밴드로 단단히 고정해두고 시간이 좀 지나야 살이 제대로 아물듯 찢어진 회전근개가 어깨

뼈에 제대로 뿌리 내리고 생착하기 위해서는 최소 6주의 시간이 필요합니다. 그 기간 동안 잡아당기거나 회전근개를 사용하는 어떠한 동작도 하지 않는 것이 회복에 도움이 되겠죠?

6주간 보조기를 착용할때 회전근개를 직접 사용하는 능동적인 움직임은 모두 금지되고 대신 CPM이나 도수치료등의 수동적인 움직임만 허용됩니다.

이 기간동안 보조기를 착용하고 아무것도 하지 않는 경우가 많은데 보조기를 착용하는 6주간 수술받은 어깨의 모터 리셉터와 고유 수용성 감각등은 급격하게 없어지게 됩니다. 안쓰면 둔해진다는 말이있죠? 어깨수술로 상처받은 조직들은 보조기로 고정된 기간동안 점차 어떻게 움직여야 하는지 기능과 감각이 소실되는 것입니다.

능동적 움직임은 제한되어 있다하더라도 견갑골 안정화 운동이라던지 호흡패턴 운동, 크로스펑셔널트레이닝, 고유수용감각활성화 운동 등을 통해 꾸준히 보조기를 착용하는 기간동안에도 재활운동치료를 해주는 것이 매우 중요합니다.

보조기를 착용하는 초기재활기간동안 얼마나 고유수용성감각 소실을 최소화하였느냐에 따라서 보조기를 풀고 난 다음 재활운동의 속도와 효과가 천차만별로 달라지게 됩니다.

03

공을 던질때마다 짜릿한 통증
슬랩과 이두장건염

회전근개파열과 함께 최근 증가하고 있는 어깨질환 중 하나가 바로 관절와순파열입니다. 스포츠를 즐기는 인구가 증가하면서 야구, 배드민턴, 테니스와 같은 오버헤드동작 overhead, throwing movement 시 통증을 느끼는 환자들이 많아졌는데 스포츠를 즐기는 젊은층에서 급증하는 어깨질환중 하나가 바로 슬랩 SLAP (Superior Labral Anterior to Posterior Lesion)입니다.

정상적인 관절와순은 상부에 이두장건 Biceps Long Tendon과 연결되어 있습니다. 크로스핏과 같은 고중량 고강도 운동, 역도나 올림픽 웨이트 리프팅, 보디빌딩식 고중량 헬스등의 운동을 하는 경우 이두장건부위에 염증이나 이두장건과 관절와순 부위에 손상이 생기는 경우가 많습니다. 관절와순이 찢어진 위치에 따라서 독특한 증상과 파열원 인이 비교적 명확하다는 것이 회전근개파열과 다른점입니다.

> **✦ 증상 :**
>
> ☐ 팔을 위로 들어 올리는 동작을 할 때 불편함이나 통증이 있다.
> ☐ 점점 어깨에 파워가 떨어지는 듯 한 느낌이 있다.
> ☐ 옷을 벗는 동작이나 등을 긁는 동작을 취할 때 통증이 있거나 과거 처럼 잘 팔이 움직여지지 않는다.
> ☐ 물건을 집거나 들어서 움직이려 할때 어깨통증이 있다.
> ☐ 공을 던지려는 동작에서 통증이 있거나 힘이 빠진다.
> ☐ 어깨를 안으로 굽는 동작에서 통증이 있거나 힘이 빠진다.
> ☐ 팔을 들어 빗을 이용해 머리를 빗는 것이 힘들다.
> ☐ 어깨를 사용하다 특정동작에서 찌릿 한 통증이 있다.
> ☐ 팔을 위로 세게 힘을 주는 동작이 힘들거나 통증이 있다.

위의 증상에서 5가지 이상 해당되면 슬랩 병변이나 이두장건염을 의심해보는 것이 좋습니다. 슬랩병변은 그 증상이 다른 어깨질환과 비슷하게 겹치는 것이 많고 파열이 상당히 진행되기 전까지는 MRI상에서도 명확히 나오지 않는 경우가 많아 그만큼 풍부한 경험의 어깨전문의가 꼼꼼히 이학적검사를 시행하고 기능검사를 해보는 것이 좋습니다.

✅ 관절와순 순상의 원인 : 부상 vs 퇴행성변화

관절와순은 예기치 않게 팔이 강한 외력으로 당겨지는 상태 또는 암벽등반시 떨어지면서 한손으로 체중을 지지하는 경우처럼 바깥으로 젖혀진 상태에서 외력이 작용하였을 경우 손상됩니다.

논문에 따르면 미국 프로 럭비선수 어깨가 내전된 상태에서 상대편 선수의 태클등으로 직접적인 컨택이 생긴경우 83%의 선수들에게서 SLAP부상이 발생하는 것으로 집계되었을 정도입니다.

대부분 인대는 강력한 외력 없어도 끊어질 수 있다고 생각하는 반면 백색 연골조직인 관절와순은 연골이라는 이름 때문인지 엄청난 외력이 작용해야 파열될 것이라 생각하는 경우가 많습니다.

하지만 실제로 완전 파열된 경우가 아닌 대부분의 부분파열의 경우 넘어지면서 손으로 바닥을 짚어 체중을 지지했을 때 급작스럽게 팔이 뒤로 확 당겨지는 경우등 생각보다 심하지 않은 외력으로 인해 부분적인 파열이 발생할 수 있습니다.

관절와순 손상이 있는 경우 과거 부상력이 있으시냐 물어봐도 대부분 다친적 없다고 대답하시지만 실제 MRI/MRA상 과거 관절와순이 살짝 손상/파열되었지만 경미하여 저절로 나은 흔적이 보이는 경우가 많습니다.

관절 와순은 부상등의 급성 외상성 파열 이외에도 만성적인 퇴행성 변화에 의해서도 파열될 수 있습니다. 예를 들어 도배처럼 반복적으로 머리위로 팔을 들어 올리는 동작을 취하는 직업을 가진 경우나, 투수 동작처럼 overhead throw 동작을 반복하는 야구선수등처럼 관절와순이 물리적으로 스트레스를 받을수 있는 동작과 움직임이 반복적이고 지속적으로 가해지면서 발생되는 파열이 그 예입니다.

MRI vs MRA: 이학적검사와 어깨전문의의 판단이 가장 중요

초음파 검사로도 파열의 정도와 진단이 가능한 회전근개질환과는 달리 관절와순병변은 초음파가 닿지 않는 부위에 병변이 위치하고 있기 때문에 이학적 검사외에도 추가적인 영상검사를 진행합니다.

보통의 경우 MRI로 어깨질환의 대부분이 진단가능하지만 관절와순의 특성과 민감도를 고려하였을 때 가장 병변을 정확하게 보여주는 검사는 조영제를 이용한 MRA 검사입니다.

다만 MRA의 검사의 경우 관절강내에 직접적으로 조용제를 주사하고 난 다음 영상촬영을 하기 때문에 통증, 출혈, 주변조직으로 조영제 침투등의 위험성이 존재하며 감염의 위험성도 존재합니다.

문제는 정확도가 높다는 MRA검사 만으로도 10종류가 넘는 관절와순파열의 종류를 구분해낼 수 없다는 점입니다. 따라서 MRI 또는 MRA검사 결과 판독지내용만 고려하여 수술적 치료 또는 비수술적 치료를 결정하는 것이 아니라 추가적으로 숙련된 어깨 전문의 여러가지 이학적검사와 환자의 연령, 과거력, 현재 직업등을 모두 고려하여 치료방향을 결정해야 합니다.

✅ 이학적 검사

 SLAP의 경우 Relocation Test, Yergason's Test, Compression-Rotation Test 를 전통적으로 시행하게 되고, Bankart의 경우 Apprehension Test, Relocation Test를 주로 이학적검사로 시행하게 됩니다.

 각각의 이학적검사는 그 특성과 목적이 달라 어느 하나의 검사로만 진단하기보다 증상을 고려해 여러검사를 시행하는데 예를들어 Relocation Test의 경우 민감도가 가장 뛰어난 이학적 검사로 알려져 있고 Yeargason's Test는 특이도가 높은 검사, 그리고 Compression-Rotation Test는 positive predictive value가 높은 검사입니다.

 특히 관절와순병변의 경우 회전근개파열과 비교하여 운동재활과 같은 비수술적 치료의 치료결과가 우수하기 때문에 단순히 MRI 또는 MRA 검사 결과만을 두고 수술적 치료를 결정하는 일은 되도록 지양되어야 할 태도 중 하나입니다.

✅ 관절와순파열의 수술적치료 : 봉합술

 관절와순이 전통적인 운동 재활치료등의 보전적 치료로 증상호전되지 않는 경우 수술적 치료를 고려하게 되는데 이때 고려하게 되는 수술로는 슬랩수술 (관절와순봉합술)과 이두장건절제/ 건이전술 입니다.

보통 슬랩수술이라고 불리는 수술은 사실 찢어진 관절와순을 원래의 해부학적 위치대로 재건/봉합하는 수술로서 방카르트수술과 마찬가지로 파열된 관절와순을 봉합해주는 수술입니다.

문제는 상부관절와순파열, 즉 관절와순이 찢어진 부위가 이두장건과 연결되어 있는 부위인 경우 (슬랩병변인 경우) 봉합술 이후에 경과가 좋지 않다는 의견들이 많다는데서 시작됩니다.

보통 회전근개 파열을 봉합하는 수술이후 어깨의 기능과 파워가 정상으로 회복되는 비율이 높은 반면, 슬랩병변의 경우 파열된 관절와순을 봉합해주는 (흔히 슬랩수술이라 불리는) 수술 이후 결과가 들쭉날쭉 했던 것이죠.

여러 논문에 따르면 이러한 슬랩수술 후 결과가 불규칙했던 원인으로는 관절와순을 봉합할때 사용했던 Suture anchor의 문제 (metal vs bioabsorbable), 앵커가 삽입되는 각도, 연골손상 또는 연골용해 chondrolysis, suture시 만들어지는 매듭knot으로 인한 문제, 그리고 수술 집도의가 전적으로 관장하여 봉합하는 강도의 tightness의 적절성등이 거론되고 있습니다.

그리고 이를 정리해보면 결국 수술집도의의 테크닉과 봉합시 사용하는 앵커(나사)의 문제로 좁혀지게 됩니다. 이러한 문제를 해결하기 위해 이미 해외에서는 anchorless suture material (Y-know, Jag Knot)등의 새로운 앵커가 개발되어 말 그대로 매듭을 만들지 않고도 파열된 관절와순을 단단히 제 위치에 봉합할 수 있는 수술기구가 사용되고 있습니다.

관절와순의 봉합수술은 어떤 집도의 에게 수술을 받느냐 그리고 수술시 어떤 앵커를 사용하느냐 그리고 간과해서는 안되는 수술 후 재활을 얼마나 제대로 단계별로 시행하였느냐에 따라 수술결과가 달라지게 됩니다.

같은 슬랩수술을 했더라도 어떤 선수는 수술전보다 더 좋은 기량을 발휘하며 활약하고, 어떤 선수는 수술후에 결국 복귀하지 못해 은퇴수순을 밟게됩니다. 당연히 실력있는 의사에게 수술받고 재활치료를 받은 환자의 경우가 더 좋은 그리고 한결같은 결과를 보장하게 됩니다.

04

어깨탈구. 관절와순파열
가장 흔한 어깨질환
반카르트

"넘어지면서 바닥을 짚었는데 뭔가 뚝 소리가 나면서 팔뼈가 빠진듯한 느낌이 났었습니다. 아 어깨가 빠졌다보다 싶어서 마음이 덜컹 내려앉았지만 이리저리 팔을 움직이니 뚝 하고 다시 들어가고 별로 아프지도 않아서 굳이 병원은 가지 않았는데요. 이후부터 가끔 팔을 좀 크게 휘두르면 뭔가 덜그럭거리는 느낌? 같은게 있습니다"

어깨관절은 우리몸에서 유일하게 360도 회전이 가능하고 가장 넓은 가동범위를 가진 관절입니다. 구조상 골프티에 올려진 공에 비유되는 어깨관절은 관절와와 어깨팔의 뼈의 해부학적인 구조자체는 불안정하지만 대신 회전근개와 주변 근육이 단단히 서로 균형을 이루며 안정성을 제공해주고 팔과 어깨의 자유로운 기능을 가능하게 해줍니다.

하지만 구조적인 특징 때문에 위의 사례처럼 넘어지면서 팔을 짚거나 뒤에서 누가 순간적으로 확 잡아당기는 등의 동작들에도 어깨관절은 헐거워지거나 빠질수 있습니다. 문제는 한번이라도 어깨뼈가 빠지게 된 경우 습관적인 탈구나 만성 어깨 불안정성으로 발전되기 쉽다는 점입니다. 가장 큰 이유는 첫 탈구시 어깨관절에 안정성을 제공하는 뼈 이외의 구조물-회전근개, 연부조직, 그리고 관절와순의 손상도 동반되기 때문입니다.

대부분의 습관적인 어깨탈구나 관절와순 손상, 방카르트로 병원을 방문하게 되는 환자들은 특별한 부상이나 사고가 없었다고 대답합니다. 때문에 탈구직후 초기에 제대로 주의를 기울여 어깨뼈가 빠지면서 손상된 구조물들의 회복에 신경을 썼다면 없었을 추가적인 어깨손상과 습관성 어깨탈구로 진행되게 됩니다.

특히 최근에는 크로스핏, 테니스, 배드민턴등의 스포츠를 즐기는 인구가 늘어나면서 젊은 연령층에서 외상성의 어깨탈구와 함께 방카르트병변 환자가 늘어나는 추세입니다. 당장 인터넷에만 봐도 어깨뼈가 빠졌는데 스스로 꼈다는 후기들도 볼 수 있고 그만큼 어깨탈구를 별거 아니게 생각하는 환자들이 많습니다.

특히 완전탈구가 아닌 아탈구의 경우 팔이 다시 들어가면서 바로 통증이 줄어들고 팔도 자유롭게 움직일 수 있게 되어 방치하는 경우가 많습니다. 하지만 반복적인 아탈구의 경우 단 한차례의 완전탈구보다 오히려 영구적인 뼈손상을 초래할수 있기 때문에 어깨탈구가 의심된다면 바로 정형외과를 찾는 것이 중요합니다.

✒ 증상 :
_____

- ☐ 기지개만 펴도 어깨가 빠질 것 같은 느낌이 있다
- ☐ 첫 탈구 이후 별거아닌 동작이나 외력에도 자주 팔이 빠진다
- ☐ 평소에는 통증이 없지만 팔이 빠질까봐 겁이난다
- ☐ 심하게 넘어지면서 팔을 앞으로 또는 옆으로 짚은적이 있다.
- ☐ 팔에 힘이 들어가지 않고 물건을 들 쑥 빠지는느낌이다
- ☐ 철봉에 매달리는 것이 매우 힘들다.
- ☐ 평소에도 어깨가 무겁고 축 처진 기분이다.
- ☐ 팔을짚고 일어서면 통증이 생기고 어깨뼈가 치이는 느낌이다.

반카르트 병변, 전방관절와순파열을 진단하기 위해서는 x-ray 검사와 MRI 또는 MRA 검사가 필요합니다. 사고나 부상으로 인한 급성 탈구의 경우 x-ray 검사만으로도 탈구진단이 가능하다고 알고있는 경우가 많은데 문제는 탈구로 인한 관절와순, 회전근개인대, 관절낭등의 다른 어깨 구조물의 손상이 동반되었는가를 진단하기 위해서는 뼈만 보이는 x-ray검사만으로는 부족합니다. 상부관절와순파열-슬랩과는 달리 조영제를 넣어 MRI를 촬영하는 MRA를 굳이 찍지않아도 섬세한 이학적검사와 문진, 그리고 MRI만으로도 진단이 가능합니다.

습관성탈구의 경우 관절와의 손상과 상완골의 손상까지 동반된 경우가 있어 이런경우는 정확한 수술계획을 사전에 세우기 위해서 3D

CT 검사를 추가로 실시하여 정확히 뼈의 모양과 손상내역을 확인하게 되는 경우도 있습니다.

어깨뼈가 탈구될 때 가장 쉽게 손상을 입는 어깨에 안정성을 제공하는 구조물로는 관절와순, 회전근개, 관절낭등이 있으며 특히 이중 전방관절와순이 손상되고 파열된 경우 통증과 함께 습관성 탈구로 발전될 가능성이 높습니다.

특히 스포츠를 즐기는 젊은 연령에서는 같은 부상에도 회전근개손상보다는 전방관절와순파열(Anterior Labrum Tear)이 있는 경우가 많습니다. 방카르트병변은 팔뼈가 빠지지 않게끔 안정성을 제공하고 가드역할을 해주는 관절와순이라는 백색연골조직의 앞쪽이 파열되거나 손상된 질환을 뜻합니다.

습관성 어깨탈골은 이러한 방카르트병변이 충분히 회복되지 않아 팔뼈가 빠지지 않게 해주는 안정성이 무너져서 반복적으로 탈구 또는 아탈구가 발생하는 경우를 뜻합니다. 이러한 습관적인 어깨탈구는 결국 팔뼈를 받쳐주고 받침대 역할을 해주는 관절와 마저 손상시켜 관절염으로 진행되고 심한 경우 팔뼈를 전혀 안정성있게 받쳐주지 못해 재채기나 기지개를 펴는 별거아닌 동작에도 어깨탈구가 발생하는 것으로 악화되기도 합니다.

어깨탈구가 습관화되면 단순히 관절와 뼈만 손상이 생기는 것이 아닙니다. 탈구가 발생할때마다 해당부위의 관절와순이 손상되는 것은 물론 단단히 팔뼈가 빠지지 않도록 해주는 인대가 손상되고, 탈구가 반복될때마다 깨진 관절와와 팔뼈가 부딪히며 팔뼈자체도 손상되기도 합니다 (힐삭스).

따라서 어깨가 처음 탈구되었다면 바로 응급실을 내원하여 빠진 어깨를 정복하고 관절의 상태를 MRI, CT등의 영상검사를 사용하여 파악하고 4주에서 6주가 외전보조기를 착용하여 정복된 어깨관절이 제대로 다시 맞춰질수 있도록 안정적으로 고정기간을 거치는 것이 좋습니다.

물론 이후에 손상된 인대와 늘어난 연부조직, 근육을 다시 타이트하게 강화시키고 발란스를 맞춰주는 재활운동을 통해 다시 탈구가 재발되지 않도록 해주는 것이 필요합니다.

어깨탈구 또는 부상에 의한 전방관절와순파열, 방카르트의 경우 관절와순의 파열정도가 적고 부상직후라면 고정기간과 함께 충분한 재활운동만으로도 충분히 회복이 가능합니다. 통증이 있는 경우 스테로이드 주사등을 통해 통증을 유발하는 염증을 가라앉혀 재활운동치료의 효과를 높이기도 합니다. 간혹 파열된 관절와순의 재생을 위해 방카르트에 프롤로치료(Prolo Therapy, 프롤로주사, 증식치료)등을 시행하는 경우가 있는데 뼈를 투과하지 못하는 초음파기기로는 관절와순의 파열위치를 정확히 시야에 확보하기 쉽지않아 파열위치에 정확히 주사치료를 하는 것이 불가능하기에 관절강안에 주사액을 뿌리고 나옵니다.

때문에 재활운동치료로 나을수 있을 정도의 방카르트병변이라면 굳이 프롤로주사나 인대강화주사, 또는 재생주사등을 추가로 비용을 들여가며 하지 않아도 충분히 회복가능합니다. 반면 수술을 통해 봉합을 해야만 회복이 가능할 정도의 관절와순파열이 존재하는 경우 해당부위에 주사를 놓지도 못할뿐만아니라 실로 단단히 봉합해 고정해주지 않으면 파열된 관절와순이 다시 달라붙지 않으므로 마찬가지로 프롤로주사의 효과는 거의 없다고 말할수 있겠습니다.

요약하자면 경도의 방카르트병변은 충분한 안정과 고정기간을 거친 뒤 체계적인 재활운동치료와 같은 비수술적 치료로 충분히 회복이 가능합니다. 아직 연구결과 전방관절와순 파열에서 프롤로치료와 같은 증식치료나 인대강화주사의효과가 입증되진 않은 상황입니다.

✔ MDI와의 구분

MDI는 Multi Direction Instability의 약자로서 다방향성어깨 불안정성 증후군을 뜻합니다. 선천적으로 팔다리가 유연한 사람이 있는 것처럼 어깨뼈와 팔뼈의 적절한 간격을 유지해주고 단단히 갑옷처럼 균형있게 둘러싸고 있어야 하는 회전근개인대와 연부조직이 타고나기를 느슨한 laxity 한 경우가 있습니다. 원래 어깨관절은 불안정한 구조의 뼈모양과 단단하게 겹겹이 둘러싼 인대와 근육이 함께 모여 닫혀진 관절이어야 하는데 이런경우는 필요이상으로 팔과 어깨뼈가 느슨한 연결고리를 갖게됩니다. 즉 남들보다 더 쉽게 탈구되고 근육의 변형이 쉽게 이뤄지는 케이스입니다.

이러한 다방향성어깨 불안정성 질환의 경우 특별하게 탈구나 부상 이력이 전혀 없고, MRI 촬영을 해보면 실제 특별하게 관절와순과 어깨 회전근개의 손상이 없음에도 불구하고 이학적검사를 시행해보면 어깨의 가동범위가 필요이상 나오고 어깨의 불안정성이 존재하는 것을 확인할수 있습니다.

이런 다방향성어깨불안정성의 경우 선천적으로 어깨주변의 인대와 같은 연부조직이 과 유연성을 갖는 성향을 띄므로 관절낭중첩술과 같은 수술적인 치료는 최후에 치료옵션으로 보수적으로 적용하는 편입니다. 수술후 재발의 가능성이 높고 수술후 경과의 편차가 높은편이라서 수술보다는 비수술적인 치료로 다방향성 어깨불안정성을 치료하는 것이 주를 이루게 됩니다. 꾸준한 재활운동과 어깨주변 근육의 강화를 통해 어깨 근육 갑옷을 만들어 주어 선천적인 어깨 불안정성과 laxity를 강화시켜주는 것이 좋습니다.

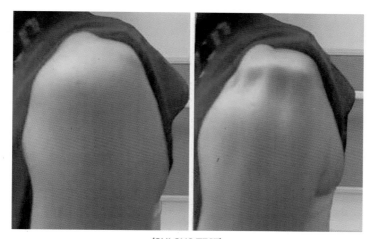

〈SULCUS TEST〉
MDI시 나타나는 특이 소견이며
팔을 아래로 당겼을 때 사진과 같이 탈구 증상이 발생하는 것

05

어떤방향으로도 팔을 움직이면
아픈 어깨통증 : 오십견

가장 많이 오진되고 헷갈리는 어깨질환이 바로 오십견과 석회화건
염입니다. 두 어깨질환 모두 어깨 관절 가동범위의 제한이 생기고 움
직일 때 심한 통증이 있으며 50대의 중장년층에게서 주로 발생한다는
특징이 있습니다.

증상이 워낙 비슷해서 실제 어깨를 전문으로 공부한 어깨전문의가
아닌 이상 정형외과에서도 둘을 오진하는 경우가 있는데 문제는 두 질
환이 모두 증상은 비슷하지만 그 원인을 치료하는 법은 전혀 다르기에
환자들이 고통 받는 부분이기도 합니다.

어깨통증 진료를 받은 환자의 35%는 '어깨의 유착성 피막염' 소위
오십견으로 진료를 받은 것으로 국민건강보험공단 통계에 나타나고
있습니다. 가장 흔한 어깨질환으로 알려진 오십견의 정확한 진단명은

'유착성 관절낭염'으로 말 그대로 어깨의 관절낭이 어떠한 원인으로 인해 유착되고 굳어져 버린 질환을 뜻합니다.

흔히 동결견, 영어로는 frozen shoulder라고 하는데 말 그대로 어깨가 얼어버린 듯 움직이기 힘들다는 것이 가장 큰 특징입니다. 오십견은 유착되어 굳어진 관절낭 때문에 팔을 움직이기 힘들고 아픈것이기 때문에 굳어진 어깨관절낭을 다시 원래대로 유연하게 만들어주는 것이 1차적인 치료법이 됩니다. 보통 오십견은 운동과 스트레칭으로 고칠수있다는 말이있는 이유가 여기에 있습니다.

이러한 특발성 유착성관절낭염 다른말로 표현하자면 단순 오십견의 경우 초기에는 오십견 스트레칭과같은 운동만으로도 충분히 치료가 가능합니다.

이미 관절 강직이 심하게 진행되거나 통증이 너무 심해 운동도수 치료가 불가능할정도라면 관절수액팽창술을 통해 유착된 관절낭을 주사로 부드럽게 풀어주고 운동치료를 병행하면 만족할 만한 결과를 얻을 수 있습니다.

관절수액팽창술에 사용되는 약제는 유착으로 인해 관절낭에 생긴 염증을 빠르게 가라앉혀주는 스테로이드제제와 함께 유착을 방지하는 여러 성분들이 포함되며 반드시 초음파 가이드하에 정확히 유착되어 들러붙어 있는 어깨관절낭이 잘부풀어지는 것을 확인하며 주사치료를 시행하여야 효과가 있습니다.

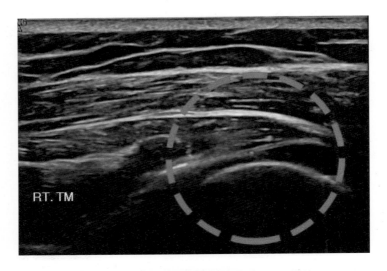

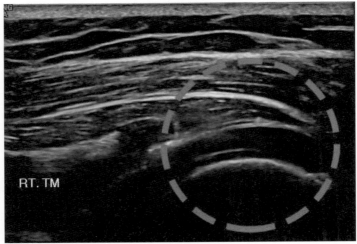

관절수액팽창술

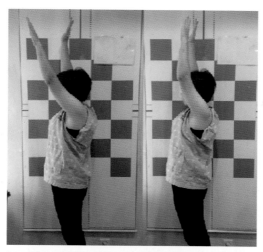

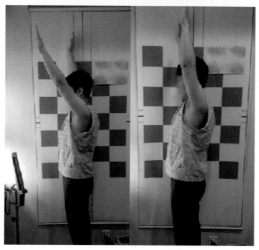

관절수액팽창술 전/후 사진

3

좋지않은 자세와 습관으로 인한 어깨통증

01

자세로 인한 어깨통증과
어깨관절에 문제로 인한
어깨통증을 구분하자

"어깨통증으로 시달린지 벌써 3년이 다 되어가는데 아무리 병원을가봐도 다 어깨에는 특별히 이상이 없다고 합니다. 인대도 정상이라네요. 다 약주고 물리치료하고 쉬라고 하는데. 저는 지긋지긋할정도로 어깨가 아파서 참을수가 없거든요. 좀 도와주십시오"

✓ 원인모를 통증이라는 것은 사실 없습니다.

통증이라는 것은 우리몸이 주는 신호입니다. '이대로 계속 쓰다간 나중에 망가질거다' '지금 너무 과부하가 걸려있다 줄여라' 통증이라는건 멈추라는 빨간불과 같습니다. 운전하다 빨간 경고사인한 사인이 들어오면 속도를 줄이거나 안전벨트를 착용하듯, 통증이라는 빨간 시그널에 불이 켜지면 지금처럼 사용하는걸 자제하고 교정해야 한다는 걸 뜻합니다.

통증이라는 빨간불이 들어온 원인이 어깨관절 자체에 생긴 구조적인 문제라면 무엇을 해야할지 매우 명확합니다. 그만큼 구조적인 문제가 통증의 원인인 경우 치료법도 정해져 있고 명확하며 치료경과도 좋습니다. 예를들어, 팔을 들어올릴때마다 어깨에서 찌릿찌릿 통증이 생겨 검사를 해봤더니 극상근 인대에 부분파열이 있다는걸 발견했습니다.

극상근인대에 구조적인 문제 = 파열이 발생한 것이고, 이것이 원인이 되어 통증이 발생하게 된 것이죠. 파열을 치료해주면 (봉합해주거나 파열로인한 염증을 줄여주면) 통증도 없어지게 되고 원인치료가 되었으니 완치도 됩니다.

하지만 문제는 어깨관절에 구조적인 문제가 아닌 '기능부전'으로 인해 통증이 유발되었을 때입니다. 흔히 우리가 타고난 머리는 참 좋다라는 말을 합니다. 시험만 봤다하면 낙제점을 받는 아이가 있다고 상상해보세요. 이경우 구조적인 문제는 없고 (타고난 IQ는 높으니까요) 다만 기능적인 부전만 존재할 뿐입니다 (평소 꾸준히 단어를 외우지 않고 복습을 안해서 독해력이 떨어짐).

어깨의 기능부전으로 인한 통증 역시 마찬가지입니다. 특별히 구조적으로 어깨관절에는 아무 이상이 없지만 평소 잘못된 사용이나 습관으로 인해 기능적으로 부전이 발생하였고 이로인해 통증이 생기게 된 것입니다. 타고난 IQ가 좋아도 영어독해실력이 떨어지는 아이에겐 꾸준히 단어를 외우게하고 독해연습을 시키듯, 구조적인 문제가 없는 어깨임에도 기능부전이 있는 경우 잘못된 습관과 움직임을 교정해주는 재활운동치료를 시행해야 합니다.

불행히도 대부분의 경우 이러한 구조적 문제와 기능부전 문제를 제대로 구별하지 못하고 혼동해 사용하며 진단내리고 있는 것이 현실입니다. 특별히 이상이 없는데 통증이 발생하지는 않습니다. 평소 꾸준히 단어암기를 해오지 않았기에 독해가 안되는것입니다. 잘못된 움직임과 습관이 누적되어 기능부전으로 나타나고 통증을 유발하는 것입니다.

당연히 기능부전으로 인한 통증은 약을 먹어도 그때뿐이고 주사를 맞아도 잠시뿐, 시간이 조금만 지나면 바로 통증이 재발하게 됩니다. 무슨말이냐고요? 애초에 근본적인 원인이 꾸준히 쌓아오고 암기해온 단어들인데 시험직전 벼락치기 족집게 과외로 시험에 나올 단어들만 외웠다고 생각해보세요.

시험은 잘볼 수 있지만 조금만 지나도 벼락치기로 외운 단어들을 잊어 다시 과거의 영어독해력수준으로 떨어지는 것과 같습니다. 기능부전으로 인한 어깨통증은 반드시 애초에 기능부전을 발생하게한 근본원인. 잘못된 움직임과 나쁜 습관을 고쳐야만 재발없는 완치가 가능합니다.

평소 구부정하게 앞쪽으로 어깨를 말고 다니는 습관이 누적되어 조금이라도 무거운 것을 들려고만 하면 어깨죽지가 아프고 무거운걸 들지도 못한다고 해볼까요. 아픈 통증은 스테로이드주사가 완화시켜줄 수 있고 처방약을 복용하면 진통효과를 얻을수 있습니다. 하지만 애초에 구부정한 자세를 고치지 못하면 절대 기능부전은 해소되지 못하고 결국 필요이상으로 특정 근육과 인대는 과 사용되고 다른 인대와 근육은 덜 사용되는게 누적되게 되는것입니다.

✅ 다시 기억해주세요. 원인없는 통증을 없습니다.

어깨인대도 뼈도 모두 정상이라고 의사가 설명하였나요? 만성적인 어깨통증으로 지긋지긋하게 고생하고 있는데 특별히 문제될게 없다는 설명을 들으셨나요? 구조적으로는 정상이고 문제가 없다고 이야기 들었음에도 자꾸 재발하는 어깨통증에 시달리고 계신가요?

이제 기능부전으로 인한 어깨통증의 가능성을 자세히 살펴보시기 바랍니다. 재활운동치료를 통해 자세, 습관과 움직임 패턴을 바르게 교정하기만 해주면 기능부전으로 인한 어깨통증은 완치할 수 있습니다.

02

만세 할때마다 어깨통증이
느껴지면서 뚝뚝 소리가 난다면
충돌증후군

모든 질환을 진단하는 방법은 크게 두가지로 나눌 수 있습니다. 구조적 진단 structural diagnosis과 기능적진단 functional diagnosis 입니다. 어깨뼈가 골절되었거나 인대가 파열된 것과 같은 근육, 인대, 힘줄, 뼈 구조물 자체에 문제가 있어 통증을 유발하고 있다면 이러한 '해부학적 구조물의 손상'을 찾아내는 것이 구조적인 진단의 예입니다.

흔히 X-ray, MRI, CT, 초음파검사등을 통해 뼈,인대,근육등에 '구조적인' 손상이 있는지를 확인합니다. 만약 해부학적구조물에 손상이 확인되면 손상을 회복시켜주거나 해결해 주어야 증상이 완화되고 치료가 가능한 것입니다.

문제는 견봉이 이 구조적으로 부딪힐 수 밖에 없이 선천적으로 생겼다 해도 반드시 충돌증후군의 증상이 있는 것도 아니라는 점입니다. 어깨관절은 무릎과 달리 뼈와 뼈가 서로 맞물려 이루어진 관절이 아닙니다.

어깨뼈와 관절와는 회전근개와 주변 연부조직의 균형과 힘으로 그 위치가 유지되고 움직임이 가능한 관절입니다. 즉 견봉이 아래로 향해있어 충돌될것 같이 해부학적으로 생겼거나 또는 골극이 실제로 자라난 경우라도 회전근개가 건강하고 근력이 좋으며 회전근개간의 발란스가 좋다면 견봉을 피해 충돌 없이도 어깨움직임이 가능하다는 뜻입니다.

때문에 엑스레이상에 어깨뼈가 자라났다고 해서 반드시 자라난 골극을 깎아내는 수술을 해야만 하는것은 아닙니다. 이미 수년전 여러 논문에 의해 자라난 견봉의 골극과 회전근개 파열사이에는 직접적인 상관 관계가 없다는 것이 증명 되었습니다.

선천적으로 매우 심한 견봉생김이 있다면 처음부터 어깨를 사용할 때마다 뚝뚝 걸리는 느낌과 통증이 있었을텐데 절대 다수의 충돌증후군으로 진단받는 환자들은 예전엔 아무렇지 않다가 헬스나 운동을 시작하면서 통증을 느꼈다라고 이야기 하는 경우가 많습니다. 자라난 뼈가 충돌증후군의 원인이 아니라는 뜻입니다.

그렇다면 무엇이 견봉하 공간을 좁아지게 만들어 충돌증후군을 유발시키는 것일까요? 이럴 때 체크해보아야 하는 것이 어깨기능진단 shoulder functional diagnosis입니다. 기능적 진단의 경우, 해부학적인 구조가 아닌 근육의 불균형, 움직임에서의 부적절한 협응등의 잘못된 자세나 움직임을 확인하게 됩니다.

예를 들어 팔이 잘 구부러지지 않을정도로 꽉 끼는 정장을 입고 있다고 생각해 볼까요? 팔꿈치 관절자체의 뼈, 인대, 근육은 모두 정상입니다. 하지만 팔을 구부리려 할때마다 가동범위가 잘 나오지 않고(움직임이 자연스럽지 않고) 억지로 움직이려하면 통증까지 발생합니다.

해부학적인 구조물은 모두 정상이지만 기능적으로는 제한이 있는 경우입니다. 당연히 타이트한 옷을 움직이기 편한 옷으로 갈아입으면 이런 기능적인 제한은 바로 해결 가능합니다.

충돌증후군은 어깨주변을 둘러 싸고있는 근육과 연부조직의 균형이 깨어져 나도 모르는 사이에 자세가 틀어지고, 아무리 바르게 움직이려 해도 자꾸 팔뼈와 견갑골이 제 위치에서 벗어나 움직이기 때문에 없어도 될 충돌이 자꾸 생기게 되는 것입니다.

충돌증후군은 자라난 뼈를 깎아내는게 근본적인 치료법이 아니라 틀어진 자세를 교정하고 이를 유발하는 불균형한 회전근개와 연부조직의 발란스를 다시 맞춰주는 재활운동치료가 근본적인 치료법입니다.

03

만성목결림과 어깨담결림,
근막통증증후군

"평소에도 어깨에 곰이 세 마리정도 메달려있는 느낌이었습니다. 항상 목
덜미와 어깨가 무겁고 묵직한 느낌이랄까요? 특히 밤에 일을 끝내고 집에 돌
아와서 잠을 자려하면 등이 결리고 담이 생겨서 자다 깨다 반복할 정도로 어
깨가 아팠습니다. 병원에 갔더니 근막통증증후군이라는 진단을 받고 도수치
료를 꾸준히 받으라고 했는데 받을때만 통증이 가실뿐 결국 매번 같은 통증
이 재발되더라구요."

틀어진 연부조직과 근막을 풀어주기 위해서 도수치료를 받거나 근
막이완술을 받으라는 이야기를 하는 병원들이 많습니다. 어깨결림이
나 만성어깨통증의 원인을 근막통증증후군으로 인한것이라 진단 내린
것이고 원인이었던 틀어진 근막과 연부조직을 풀어 주는 도수치료를

처방한 것이지요.

　근막이란 근육을 둘러싸고있는 얇은 막조직입니다. 우리가 양지머리나 아롱사태등의 고기덩어리를 통째로 구입하면 고기를 둘러싸고있는 얇은 껍질같은 막을 볼수 있는데요. 우리몸의 모든 근육군들도 따로따로 뼈에 붙어있는 것이 아니라 이러한 근막에 둘러싸여져있고 근막들이 서로 이어지고 연결되면서 하나의 신체를 이루고 있습니다.

　뼈와뼈가 경첩처럼 연결되어 있지 않아도, 인대와인대만으로는 체형이 유지되지 않아도 바로 이 근막이 전신을 둘러싸고 있기 때문에 우리 몸의 자세와 체형이 유지되고 각 내장기관들도 제 위치에 있는것이 가능한 것입니다.

　이 근막은 서로 강하게 결합되고 서로서로 연결되어 있기 때문에 한쪽 근막이 단축되거나 과하게 사용되면 그 주변의 근막 역시 영향을 받고 엉뚱하게 반대편의 가장 약한 결합을 가진 근막에서 통증이 발생하기도 합니다.

근막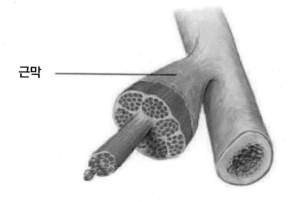

문제는 틀어진 근막역시 하나의 증상이고 결과물일뿐 근본적인 통증의 원인이 아니기에 근막에 포커스를 맞춘 도수치료나 TPI 주사 또는 트리거포인트를 풀어주는 치료들이 전부 일시적으로 효과가 있을 뿐 시간이 지나면 통증이 재발된다는 것입니다.

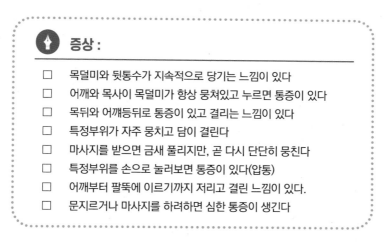

증상 :

- ☐ 목덜미와 뒷통수가 지속적으로 당기는 느낌이 있다
- ☐ 어깨와 목사이 목덜미가 항상 뭉쳐있고 누르면 통증이 있다
- ☐ 목뒤와 어깨등뒤로 통증이 있고 결리는 느낌이 있다
- ☐ 특정부위가 자주 뭉치고 담이 걸린다
- ☐ 마사지를 받으면 금새 풀리지만, 곧 다시 단단히 뭉친다
- ☐ 특정부위를 손으로 눌러보면 통증이 있다(압통)
- ☐ 어깨부터 팔뚝에 이르기까지 저리고 결린 느낌이 있다.
- ☐ 문지르거나 마사지를 하려면 심한 통증이 생긴다

모든 어깨통증은 완치하기 위해서는 반드시 통증을 일으키는 가장 근본적인 원인을 해결해줘야 합니다. 오십견으로 인한 가동범위가 줄어들었다고 가동범위증가 운동을 처방하는 것은 -팔이 잘 안움직인다-라는 증상을 해결해주기 위한 1차적인 치료 처방입니다.

즉, 오십견의 원인인 유착성 관절낭염을 해결해줘야 하는 것입니다. 마찬가지로 근막통증증후군 역시 그 자체가 통증을 일으키는 원인이기도 하지만 애초에 근막이 뭉치고 틀어지게 된 근본적인 원인을 찾고 그 원인을 해결해줘야 완치가 가능합니다.

"어깨인대는 다행히 정상이라고 했습니다. 평소 자주 담이 결렸는데 근막통증증후군이라고 하더라구요. 한의원가서 약침도 맞아보고 스포츠마사지도 받아봤는데 그때뿐입니다. 마취통증의학과에서 트리거포인트주사라고 보톡스주사나 TPI주사를 맞아보자고 하는데 알아보니 스테로이드성분이더라구요. 이런주사가 저처럼 특별히 인대에 문제는없는데 만성적인 어깨통증과 담결림이 있는 경우에 도움이 될까요?"

앞서 설명드린대로 이런 주사치료는 그 자체만으로 분명 어깨통증의을 완화시키는데 도움이 됩니다. 다만 거기서 멈추는 것이 아니라 애초에 정상이어야 할 근막이 뭉치고 틀어진 근본원인을 파악해 해결해줘야 완치가 가능하다는 점을 꼭 기억해주어야 합니다.

근막과 연부조직이 틀어져 근막통증증후군으로 발전되는 원인은 여러가지가 있습니다. 기본적으로 일상생활에서의 습관이 가장 큰원인입니다.

평소 배게를 베고자는 습관, 한편으로만 누워서 잔다든지, 한쪽으로만 다리를 꼬는것, 한쪽 어깨나 팔로만 특정 동작을 하는것등 습관이나 업무특성으로 인해 근막과 연부조직이 틀어질수 있습니다.골프와 같이 특정방향으로만 회전운동을 하는 경우나, 마트 캐셔처럼 한쪽의 손으로만 키보드나 작업업무를 하는 경우, 톨게이트의 근무자처럼 한 방향으로만 반복적으로 사람을 대하고 팔을 뻗는 동작을 반복하는 경우 해당 방향으로는 근막이 과사용되고 그만큼 상응하는 근막이나 연부조직은 덜 사용되고 단축되게 됩니다.

근막통증증후군 때문에 수술적 치료는 해당사항이 없고, 주사나 약물로는 현재의 증상을 완화시키는게 주 목표가 됩니다. 간혹 도수치료가 근막통증증후군의 치료법인양 처방되는 경우가 있는데 기본적으로 근막자체의 뭉침을 풀어주는 것은 증상완화에는 도움이 되지만 근본적인 원인해결은 되지 않아 재발되기 쉽습니다.

반드시 틀어진 근막을 바로잡는 도수치료나 근막이완술과 함께 애초에 근육을 둘러싸고 있는 근막이 틀어지지 않게끔 바르고 균형있는 근육을 발달시켜주는 것이 중요합니다.

틀어진자세를 바로잡아주고 불균형한 목뒤, 어깨, 흉추, 호흡등의 근육을 발란스있게 잡아주는 것이 가장 근본적인 근막통증증후군의 치료법입니다. 기본적으로 가장 비용안들고 집에서 할 수 있는 것은 바로 꾸준한 스트레칭과 운동입니다. 뜨거운 물에 목욕이나 사우나, 핫팩등으로 몸의 체온을 올려준 다음 스트레칭을 꾸준히 시행해주면 큰 도움이 됩니다.

04

퇴행성 슬랩과 이두장건염

"건강을 위해서 헬스를 좀 해볼까 싶어서 피트니스센터에 등록해서 운동
을 시작한지 두어달 정도 됐습니다. 다치고 싶지 않아 1:1 PT도 끊어서운동
하곤 했습니다. 어느 순간부터 바벨을 사용한 운동이나 덤벨프레스등의 운동
만 하면 찌릿하게 전기가 통하는 느낌과 통증이 생겨서 운동을 할 수가 없더
라고요."

헬스운동을 즐기는 분들사이에서 흔히 생기는 어깨질환중 하나가
이두건염입니다. 보통 팔을 올리거나 물건을 들었다 내렸다 하는 반복
동작을 많이 하는 주부, 공을 던지는 등의 반복적인 동작을 많이 하는
직업을 가졌거나 스포츠를 즐기는 분 또는 운동선수에게 주로 생기는
질환이 이두건염 또는 이두장건염입니다.

✔️ 이두건염의 증상

이두건은 보통 알통이라고 하는 이두박근의 시작지점으로 길이가 상대적으로 긴 이두장건이 통증을 유발하는 원인이 됩니다. 이두장건은 팔뼈를 쭉 타고 올라가서 어깨관절 내부의 관절와순이라는 연골조직의 위쪽과 연결되어 있습니다.

무거운 물건을 들거나 팔에 힘을 줄 때 알통이 나오듯 관절와순의 상부와 연결된 이두장건은 팔을 들어 올리고, 팔을 바깥쪽으로 외회전시키고, 던지고 미는 거의 대부분의 팔을 움직이는 동작에서 사용되게 됩니다. 우리도 모르게 팔이 움직일때마다 이두장건이 사용된다고 하는 것이죠.

스포츠를 즐기는 30 - 40대의 젊은 연령층의 경우 과도한 움직임이나 운동, 외상의 가능성이 높기 때문에 이두장건이 쉽게 피로해질수 있고 그로인해 염증과 통증이 생길 수 있습니다.

대부분 경우 이두건염의 통증으로 병원을 찾을 정도가 되면 통증이 심하고 그만큼 주변부위로 만성건염이 진행된 상태라 삼출물이 생성되거나 심하면 이두장건의변성 또는 관절와순과의 연결부위의 미세파열까지 발생된 다음인 경우가 많다는 것이 문제입니다. 흔히 이두건염이라 진단되는 이두장건이 윗팔뼈의 이두구를 지나는 구간에서 염증이나 마찰로 통증이 발생하게 되는 경우는 가벼운 휴식만으로도 증상이 완화되고 물리 치료만으로도 호전이 가능합니다.

이두근 즉, 알통이 생길만한 동작이나 작업, 운동량을 줄이며 휴식하고 약물치료와 함께 물리치료를 병행하면 초기에는 쉽게 증상이 낫습니다. 이러한 치료에도 효과가 더디다면 체외충격파나 고출력 레이저치료등, 주사치료등의 치료를 통해 이두건구 구간에서의 이두장건염을 치료해볼 수 있습니다.

하지만 이두장건과 관절와순의 상부부착 부위에서 손상이 있는 경우는 단순히 휴식을 취한다고 낫지 않습니다. 쉽게말하면 알통이 사용될 때마다 이두장건과 관절와순의 부착부위에 장력이 가해지게 되는데 바로 그 부위가 파열된 경우 팔을 쓸때마다 찌릿찌릿한 통증과 자극이 생기는 것입니다.

관절와순 질환 중에서도 이두장건 연결부분이 파열되거나 손상된 경우를 상부관절와순병변 Superior Labral Tear from Anterir to Posterior 줄여서 SLAP 병변이라고 부릅니다.

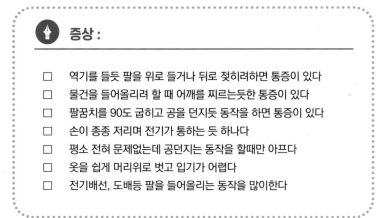

🖋 **증상 :**

☐ 역기를 들듯 팔을 위로 들거나 뒤로 젖히려하면 통증이 있다
☐ 물건을 들어올리려 할 때 어깨를 찌르는듯한 통증이 있다
☐ 팔꿈치를 90도 굽히고 공을 던지듯 동작을 하면 통증이 있다
☐ 손이 종종 저리며 전기가 통하는 듯 하나다
☐ 평소 전혀 문제없는데 공던지는 동작을 할때만 아프다
☐ 옷을 쉽게 머리위로 벗고 입기가 어렵다
☐ 전기배선, 도배등 팔을 들어올리는 동작을 많이한다

슬랩은 어깨관절에 외전과 외회전에 의해서 상완이두근의 장두, 이두장건에 과도한 부하가 걸리면서 관절와순과의 연결부착부위가 파열되는 질환입니다. 슬랩병변이 생기는 원인으로는 부상과 같은 외상성과 퇴행성으로 크게 나눌 수 있습니다.

흔히 퇴행성이라고 생각하면 나이들면 생기는 자연스러운 변화라고 생각하지만 반복적인 사용으로 인해 누적된 물리적 스트레스, 예를들어 야구선수, 헬스, 크로스핏, 도배업무등의 일을 하는 분들도 만성적이고 퇴행성변화에 의한 슬랩병변이라 구분할 수 있습니다.

✅ 슬랩의 진단

슬랩병변은 진단이 쉽지 않다는 것이 가장 큰 특징입니다. 기본적으로 슬랩은 이두장건과 관절와순이 연결된 부분이 파열된 질환입니다. 즉 알통이 사용되는 특정동작, 예를들어 공을 던지는 동작에서 슬랩병변이 자극을 받고 그로인해 통증이 유발되는것입니다. 문제는 어깨 MRI 촬영은 누워서 팔을 가만히 아래로 뻗어 촬영하기 때문에 회전근 개인대파열과는 달리 MRI 영상검사만으로는 슬랩병변의 파열정도를 정확히 파악하기가 쉽지 않습니다.

때문에 슬랩병변은 MRI 또는 MRA, CT Arthrography 검사 만으로는 진단내려서는 안되며, 반드시 어깨전문의의 숙련된 이학적검사를 시행하여 이학적검사와 MRI등의 영상검사결과를 통합적으로 고려해 최종적으로 슬랩병변을 진단 내리게 됩니다.

슬랩병변은 파열정도와 양상에 타입을 구분하는데 보통 가장 널리 사용되는 구분법은 Snyder의 4type 구분법 입니다.

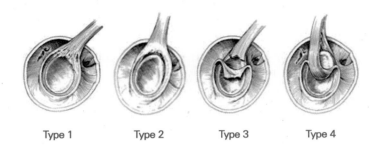

Type 1   Type 2   Type 3   Type 4

Type 1은 상부관절와순에 fraying이 있는 경우, type 2는 상부관절와순이 glenoid에서 찢어진 경우, type3 는 이두장건은 붙어있지만 상부관절와순이 burkle handle 모양으로 찢어진 경우, type4는 이두장건과 상부관절와순이 같이 찢어진 경우입니다. 슬랩병변은 파열의 type에 따라서 보존적치료결과와 효과가 달라지게 됩니다.

슬랩 type 1의 경우는 보존적인 치료만으로도 충분히 치료경과가 우수한 것으로 알려져 있습니다. 관절강내 스테로이드 주사등을 통해 염증반응 inflammation을 감소시키면서 견갑-상완 관절의 안정성과 움직임을 재활운동치료를 통해 좋은 결과를 얻을수 있습니다.

슬랩 Type 2부터는 보존적인 치료만으로는 증상완화가 되지 않은 경우가 있습니다. 특히 Type2형의 경우 수술적 치료를 해야하는지 보존적 치료만으로 완화가 되는지 논란이 많습니다.

이런 논란의 배경은 몇 년전만 해도 슬랩병변-파열된 상부관절와순은 무조건 봉합하는 repair 수술이었지만 그 결과가 좋지 않았다는 보고가 많이 나왔기 때문입니다.

파열되서 통증이 생기니 파열을 봉합해주는 수술까지 했지만 결과가 좋지 않았던 것입니다. 또한 수술결과에 만족하는 환자들이 적으니 해당수술을 하지 말자라는 논의가있었던 것입니다.

불행히도 Type2의 슬랩파열이 있는 경우 주사치료나 재활운동치료만으로는 충분히 완치되기 힘든 경우가 많습니다. 간혹 파열된 관절와순을 재생시켜주는 인대강화주사치료를 처방하는 경우가 있습니다.

일반인의 생각으로는 파열된 관절와순에 직접 주사를 놓아서 손상된 조직을 회복시켜주는가보다 생각하겠지만 불행히도 이는 사실이 아닙니다.

슬랩병변이 발생하는 상부관절와순은 초음파로는 시야를 확보하기가 어렵기 때문에 슬랩병변에 직접증식 치료등의 주사치료를 하는 것 자체가 거의 불가능합니다.

때문에 관절강내에 주사액을 뿌려주는 경우가 대부분입니다. 당연히 파열된 관절와순에 직접 주사하는 것이 아니기에(불가능하기도 하고) 슬랩병변에 주사치료는 효과가 매우 미미한 것이 사실입니다.

하지만 파열된 관절와순을 봉합해 손상부위를 원래 상태대로 재건해 주는 수술임에도 불구하고 왜 슬랩type2 환자 수술 후 결과가 좋지 않았던 것일까요?

국내외 진행된 연구결과들을 살펴보면 파열된 상부관절와순을 봉합할 때 사용되는 봉합나사, 나사의 삽입각도, 연관하여 발생하는 연골의 손상 또는 연골용해 chondrolysis, 파열된 관절와순을 봉합할때 만들어지는 매듭 문제, 봉합강도가 너무 타이트하게 시행되어 통증이 지속되거나 외전동작 제한등이 수술 후 만족스럽지 않은 결과의 주요 이유였습니다.

이를 정리해보면 수술집도의의 수술적 테크닉(기량)과 봉합 시 사용되는 나사의 문제로 크게 정리될수 있습니다. 실제 Y-knot 또는 Jag Knot등 앵커없는 봉합사 anchorless suture mateiral 등은 뼈에 나사를 박고 실로 고정하는 과거방식이 아닌, 봉합사로만 관절와순을 고정할수 있어 봉합사로 인한 수술합병증의 가능성이 줄어든 것으로 보입니다.

SLAP은 방카르트와 같은 다른 관절와순 손상에 비해 상완이두근의 장두가 부착한다는 특징 때문에 어깨 관절 내부 자체의 문제 뿐만 아니라 이두근의 장력과 회전력에 의해서도 손상이 유발될수 있기 때문에 더 많은 변수가 작용하고 그만큼 파열이 어느정도 진행된 다음에는 비수술적인 치료 효과가 한계가 있는 경우가 많습니다.

4

어깨수술
필요하다면
이것만 알고 하자

01

회전근개 파열 및 봉합술

　과거에는 관혈적으로 절개를 시행하여 회전근개 봉합술을 시행했습니다. 절개를 이용하여 진행되다 보니 삼각근의 부착부를 절개하는 경우가 많았고 이로 인한 수술 후 통증 및 근력 약화로 결과가 그렇게 좋게 평가 되지 않았습니다.

　하지만 관절경적 시술이 발전하면서 거의 대부분의 회전근개 및 어깨 질환의 수술이 관혈적이 아닌 관절경으로 할 수 있게 되었습니다. 이전 절개로 인한 통증의 잔존 및 근력 약화로 인한 합병증이 급격하게 줄게 되었고, 어깨 질환의 관절경적 수술이 괄목할만하게 발전하게 되었습니다. 하지만 관절경적 수술은 surgeon의 역량에 따라 그 수술의 결과가 차이가 많이 생깁니다. 특히 어깨 관절경은 경험이 풍부해야 하며 또한 수술적 숙련도가 높아야 수술시간도 짧으며 결과도 좋습니다.

회전근개 파열 양상에 따라 봉합법이 달라질 수 있습니다. 중요한 점은 파열 양상에 따라 원래 회전근개 해부학적 위치에 재건을 해줘야 한다는 것입니다.

이때 여러가지 봉합법이 있으나 찢어진 형태에 따라 원래의 모양을 제대로 만들어 줘야하기 때문에 수술하는 의사 기호도에 따라 주로 사용하는 봉합법이 있습니다. 따라서 수술할 때마다 회전근개의 파열 양상 또는 모양에 따라 다양한 방법으로 봉합이 이루어 질 수 있는 것입니다.

또한 인대 치유가 잘 이루어지기 위한 상완골 대결절부위의 회전근개 부착부 (이하 foot print)의 수술전 준비, 즉 적절한 피질골 제거 (decortication)가 이루어 져야 bone bleeding을 만들어서 인대와의 치유를 기대할 수 있으며 재파열의 위험성을 줄일 수 있습니다. 파열된 인대에 대해서도 적절한 절삭(shavering)이 이루어져야 소량의 출혈(bleeding)이 발생해 치유를 촉진 시킬 수 있습니다.

✓ 일열 봉합법

소파열 또는 중파열의 경우 사용할 수 있습니다. foot print에 봉합 나사못을 삽입한 후 단순 봉합을 하는 방법입니다. 단순히 봉합하는 방법에서부터 Modified Mason allen tech 등의 다양한 일열 봉합법이 있습니다. 이때 수술시간의 단축 및 비교적 간단하게 이루어 질 수 있는 장점이 있습니다. 하지만 이것은 foot print의 접촉 면적이 적다는 단점이 있습니다.

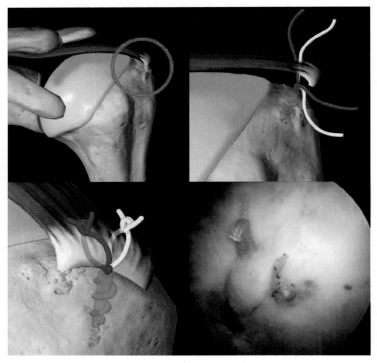

일열 봉합법

✅ 이열 교량형 봉합법

중파열~광범위 파열에서 사용할 수 있습니다. foot print 의 내측에 봉합 나사못을 삽입하여 회전근개 파열의 내측면을 봉합 후 이차적으로 외측으로 다시 한 번 덮어 봉합해 주는 방법입니다. foot print 의 접촉면적을 최대한으로 할 수 있다는 장점이 있습니다.

주의해야 할 점은 내측 봉합시 과도한 긴장으로 인해 혈류량의 제한이 있을 수 있으며 이로 인한 재파열 위험성이 있다는 보고도 있습니다. 수술시 가장 중요한 점은 회전근개 파열 양상을 정확히 파악하여(단순 파열, L-모양 파열, Y-모양 파열 등등) 무슨 봉합을 어떻게 할 것인지 빠르게 판단하여 해부학적으로 복원해주는 것이 중요한 것입니다.

수술 후 회전근개 보조기는 대부분 6주 착용을 권고합니다. 이 6주라는 기간은 봉합된 회전근개의 안정과 치유가 이뤄지는 기간으로 가장 중요한 시기라 할 수 있습니다. 이 시기에 어느정도 조직 치유가 일어나면 재파열의 확률이 확연히 떨어지게 됩니다.

또한 회전근개 보조기에는 옆구리에 팔이 어느정도 떨어지게 할 수 있는 bar가 부착되어 있는데 이는 견관절의 외전 각도를 20~30도 정도 유지하게 해줍니다. 회전근개의 긴장도를 가장 최소화 해줄 수 있는 각도로 수술 후 회전근개를 충분히 휴식할 수 있게 해주는 역할을 합니다.

어떤 환자의 경우 bar가 불편하다고 팔걸이만 하고 내원하는 분이 있는데 이것은 잘못된 착용입니다. 회전근개의 역할(특히 극상근)이 팔을 20 ~ 30도 까지 들어올리는 역할이며 그 이후 삼각근이 작용하

여 팔을 들어올리게 되는데 팔걸이만 착용한 경우는 회전근개의 긴장
도가 증가될 뿐 아니라 치유되지 않은 회전근개를 사용해 치유에 악역
향을 미칠 수 있습니다.

　재활 기간은 평균적으로 수술 후 3개월 정도에 어느정도 일상생활
이 가능하게 되며 약 70 ~ 80% 정도로 파악되며 수술 후 6개월 되면
거의 모든 활동이 가능하게 됩니다.

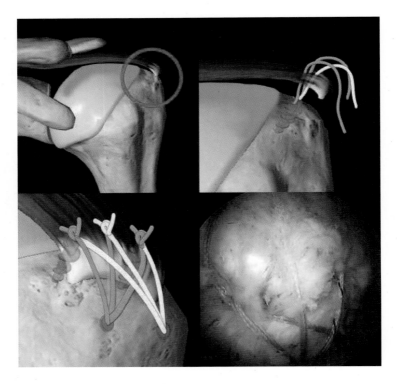

이열 교량형 봉합법

02

방카르트 병변 및 봉합술

방카르트 병변이란 어깨가 탈구되면서 전하방관절 와순이 파열되는 것을 말합니다. 관절내 구조물이기 때문에 자연 치유되는 경우 보다는 수술적 치료가 필요한 경우가 더 많습니다.

최초 탈구시 보전적 치료를 하는 것은 과거 추세였습니다. 하지만 최근 발표된 논문을 보면 최초 탈구시 일차적 봉합술이 합병증이 훨씬 적으며 결과도 좋습니다.

즉 반복직인 탈구가 되어 수술을 할 경우 이차적 손상으로 인한 병변이 더 있었으며 일차적으로 봉합하는 것이 좋은 결과를 보입니다. (Int Orthop. 2011 Aug;35(8):1187-95. doi: 10.1007/s00264-011-1229-3. Epub 2011 Mar 3. Arthroscopic repair for combined Bankart and superior labral anterior posterior lesions: a comparative study between primary and recurrent anterior dislocation in the shoulder.)

수술시 중요한 점은 역시 조직이 잘 치유될 수 있도록 견갑골 전방 관절와순 부착부의 준비(bone preperation)가 잘되어야 한다는 것이며 또한 관절와에 삽입되는 봉합 나사못의 각도, 간격, 봉합시 긴장도가 적절해야 한다는 것입니다.

특히 가장 아래쪽의 전하방 관절와순을 가장 먼저 봉합하게 되는데 이를 적절한 위치에 정확히 봉합하는 것이 방카르트 봉합술의 키 포인트입니다. 전하방 관절와순이 탈구시 파열되면서 아래쪽으로 쳐지게 되며 이를 원래의 위치로 끌어 올려서 봉합을 해야 적절한 긴장도를 가져올 수 있으며 수술의 결과가 좋습니다.

가장 아래쪽의 관절와순을 봉합한 후 상방으로 순차적으로 3 ~ 5개의 봉합나사를 이용하여 견갑골에 관절와순을 봉합하면 되는 것입니다. 수술 후 보조기는 3주간 착용이 권고됩니다. 회전근개와는 다르게 관절내 구조물이기 때문에 착용시간이 적습니다.

외회전 및 외전 제한만 한다면 관절범위의 제한없이 재활치료를 바로 시작할 수 있는 것입니다. 재활은 회전근개 질환과 기간은 크게 차이가 나지 않습니다. 하지만 탈구가 있는 환자군이 회전근개 질환으로 수술받은 환자군보다 연령이 훨씬 길고 활동력(스포츠, 직업)에서 차이가 있기 때문에 보다 환자의 필요도에 따라 재활기간의 차이가 있을 수 있는 것입니다.

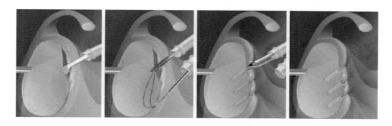

〈방카르트 봉합술 모식도〉

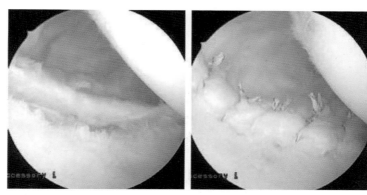

〈관절경하 방카르트 병변〉 　　〈방카르트 봉합술 후 사진〉

03

슬랩
이두장건 병변 및 이두장건 절제술
슬랩 봉합술&이두장건 이전 고정술

슬랩병변은 견관절 관절와순의 상방, 즉 이두장건 부착부의 관절와순이 손상된 것을 말합니다. 슬랩의 수술에 대해서는 많은 논란이 있습니다. 수술의 논란이 되는 것은 제 2형 슬랩부분인데 이쪽은 과거봉합술이 많이 시행되었습니다. 하지만 그 결과가 좋지 않다는 논문들이 발표되면서 현재는 봉합술을 권하지 않습니다.

왜 결과가 좋지 않은지 연구 결과를 살펴보면 봉합할 때 사용되는 봉합나사 (metal, bioabsorbable)의 문제, 삽입되는 각도, 이후 발생하는 연골 손상 및 연골 용해(chondrolysis), 봉합할 때 만들어지는 매듭의 문제, 봉합하는 강도가 너무 강하게 되어 발생하는 통증 및 외전 제한 등 이 발생하는 문제로 보고되고 있습니다.

결국 의사의 수술적 기량(technique)과 봉합나사의 문제로 볼 수 있는 것입니다.

봉합나사의 문제는 최근 anchorless suture meterial (Y knot, Jag knot)이 개발되면서 골내 나사가 존재하지 않고 봉합사로만 고정할 수 있게 되어 개선의 여지가 충분하게 되었습니다. 봉합의 강도는 온전히 수술하는 의사의 기량문제라 할 수 있습니다. 슬랩수술 방법은 봉합술, 이두장건 절제술, 이두장건 고정술로 볼 수 있습니다.

봉합술은 외상성 슬랩의 경우 많이 시행되며 견갑골의 관절와순 부착부에 봉합나사를 이용하여 골에 상부 관절 와순을 봉합하는 방법입니다. 이 부위는 해부학 적으로 이두장건이 부착되기 때문에 어느정도 움직이는 부위로 봉합시 긴장도를 적절히 하는 것이 키 포인트라 할 수 있습니다.

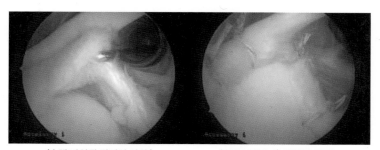

⟨슬랩 파열된 관절경 사진 ⟩   ⟨슬랩 봉합술 후 관절경 사진⟩

이두장건 절제술은 이두장건을 상부관절와순에서 절제하는 방법입니다. 이는 슬랩병변이 있거나 이두장건의 손상이 있는 경우, 고령인 경우 하는 것입니다. 이두장건 절제술 후 생길 수 있는 합병증은 뽀빠이 증상이라고 하여 이두근이 뽀빠이처럼 뽈록하게 돌출하게 되는 것입니다.

기능적으로는 큰 문제는 없지만 외관상 문제를 일으켜 환자들의 불평을 유발하는 것입니다. 이를 줄이기 위해서는 이두장건 절제시 상부 관절와순과의 경계선에서 정확히 절제를 하는것이 키 포인트 입니다.

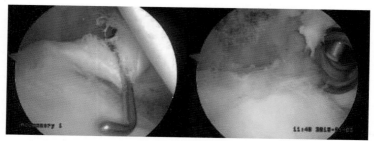

〈이두장건 파열된 관절경 사진 〉　　　〈이두장건 절제술 후 관절경 사진〉

이두장건 고정술은 이두장건 절제술 후 상완골에 이두장건을 다시 부착시키는 수술입니다. 젊은 환자이거나 활동성이 높은 환자에서 시행할 수 있습니다. 이두장건 절제술 후 대흉근의 상부에서 고정하는 방법과 대흉근의 하부에서 고정하는 방법, 연부조직에 고정하는 방법 등 여러가지 방법이 있습니다. 이두장건 고정술의 키포인트는 상완골 고정시 적절한 이두근 긴장도를 유지하는 것으로 너무 느슨하게, 너무 긴장도 있게 하지도 않으며 이는 수술 후 결과에 영향을 미치게 됩니다.

또한 보조기는 3주간 착용하는 것이 권고됩니다. 방카르트 병변과 마찬가지로 회전근개의 병변이 아니기 때문에 각도의 제한을 크게 두지않고 통증이 없는 범위 내에서 재활치료를 시행할 수 있습니다.

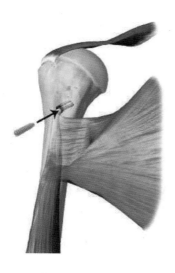
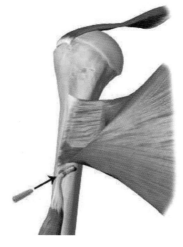

대흉근 상부 이두장건 고정술
〈Suprapectoral Biceps Tenodesis〉

대흉근 하부 이두장건 고정술
〈Subpectoral Biceps Tenodesis〉

04

회전근개 관절병 및
역행성 인공관절 치환술

회전근개가 파열되어 수술을 해야할 상황임에도 사정상 수술을 못하거나 시기를 놓친 경우가 많습니다. 특히 회전근개가 부분적으로 파열되었다는 소리에 '주사를 맞으면서 최대한 아껴쓰고 관리좀 하다가 나중에 다 끊어지면 그때가서 수술하고 인대를 붙여야지'라고 생각하는 경우도 있습니다.

문제는 인대는 파열되고 시간이 지날수록 점점 오래된 천처럼 삭고 약해지기 때문에 봉합사로 아무리 단단히 인대를 묶어두고 봉합해도 다시 재파열이 생긴다는 것입니다. 심지어 파열된 기간이 오래 지나면 인대가 근육쪽으로 딸려들어가 뼈에 봉합하려 아무리 당겨도 잡아당겨지지 않은 경우도 있습니다.

"어깨통증으로 어깨전문병원에 진료를 봤지만 40%정도 파열된 상태라며 아직 수술하긴 아깝다고 그러더군요. 우선 어깨관절막주사를 맞고 아껴쓰다 가 회전근개인대가 다 파열된 다음에 수술을 해도 늦지않다고요. 그래서 그런 줄만 알고 아플때마다 어깨주사를 맞고 참으며 일했습니다."

김창남씨는 어깨통증으로 5년이상 고통받았던 환자로 이미 회전근 개 극상근이 전층파열된지 오래되어 인대의 대부분이 지방화 되었고 근위축이 시작되어 인대가 근육쪽으로 3cm이상 딸려들어간 상태였 습니다.

"인대가 다 끊어지면 그때 수술해도 늦지 않다 했는데, 알고보니 인대가 다 끊어지면 다시 당겨서 봉합하려해도 안되는 경우가 있다고 하더라구요. 저 역시 시간을 너무 지체해서 이미 근위축이 진행된 상태라 파열된 회전근개 인 대는 봉합이 불가능하고 어깨 인공관절 수술을 해야한다는 말을 들었습니다. 어깨인대 수술에도 최후의 마지노선 시기가 있다는 것을 진작 알았더라면.... 정말이지 다른 병원을 안가보고 그 의사말만 들었던게 후회스럽습니다."

✅ 어깨인공관절의 수술방법

　어깨 인공관절 수술은 크게 어깨의 해부학적인 구조를 그대로 재건하는 일반적인 어깨인공관절수술과 어깨뼈와 관절 구조를 반대로 재건해주는 역행적 어깨인공관절수술로 나눌 수 있습니다.

　보통 팔뼈나 어깨 뼈자체에 문제가 있는 경우 일반적인 어깨인공관절을 시행하게 됩니다. 통증이 심한 만성적인 어깨 퇴행성관절염, 류마티스 어깨관절염, 상완골의 무혈성괴사, 사고나 부상으로 인해 어깨관절의 해부학적인 구조가 망가진 경우 일반적인 어깨인공관절수술 Total Shoulder Athroplasty 시행합니다.

　반면 역행성 인공관절수술의 경우 회전근개인대가 파열된지 오래되어 인대조직이 지방화되었거나 너무 약해 앵커를 이용하여 인대를 어깨뼈에 봉합하는 재건술이 불가능한 경우, 이미 근위축이 2~3cm 이상 진행되어 인대가 근육쪽으로 딸려들어가 인대 부착부위까지 충분히 봉합하는 것 자체가 불가능한 경우는 역행성어깨인공관절수술을 Reverse Total Shoulder Athroplasty 시행하게 됩니다.

일반적인 어깨 인공관절   역행적 어깨 인공관절

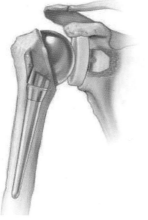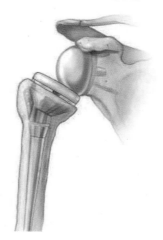

  국내에서 시행되는 대부분의 어깨인공관절 수술은 시기를 놓치거나 방치된 회전근개파열과 연관된 역행성 어깨인공관절수술 입니다. 이러한 어깨인공관절 수술에서 가장 중요한 것은 바로 원래의 자기 본인의 어깨관절의 사이즈와 모양, 그리고 해부학적이고 기능적인 사용위치를 그대로 재건해주는 것입니다.

  특히 완전파열되어 사용할 수 없는 회전근개인대 대신 근육 혼자힘으로도 충분히 사용할수 있게끔 수술해줘야 하기 때문에 관절 간격을 잘지켜주고 어깨기능이 제대로 이뤄질수있게 철저히 사전수술 계획을 설계하는것이 매우 중요합니다.

  보통 1~2주정도 입원하고, 전신마취와 부분 마취하에 어깨인공관절수술이 시행됩니다. 손상된 뼈를 잘라내고 단단한 인공관절 기구를

삽입한 뒤 고정하는 수술이기 때문에 다른 수술에 비해 통증이 극심하여 지속적으로 신경차단술 같은 추가적인 수술후 통증관리를 시행하는 것이 좋습니다.

정상적인 어깨라면 어깨팔뼈와 관절와가 닿아있고 연골과 연부조직, 그리고 회전근개에 힘에 의해 팔을 들어올리고 회전하고 움직이게 됩니다. 하지만 회전근개가 완전 파열되어 인공관절수술을 한다음에는 인대 힘이 아닌 근육 힘으로 팔을 들어올리고 어깨의 기능을 유지해야하기 때문에 그만큼 어깨주변근육의 균형있는 근력이 더욱 중요하게 됩니다.

쉽게 생각하면 정상어깨는 회전근개인대와 어깨근육으로 팔을 움직인다면, 인공관절 수술을 한 어깨는 어깨근육만으로 팔을 움직여야 하기에 수술후 철저한 재활운동치료와 어깨운동이 중요해지는 것입니다.

5

어깨통증
재활운동으로
완치하자

01

어깨건강을 위한 예방운동

A 견갑골 안정화운동

B 스핑크스운동

당신의 어깨는 건강하십니까 ?

충돌증후군과 회전근개 질환 환자들은 운동의 난이도나 강도를 높여가는데 있어 매우 세심한 주의가 필요합니다. 또한, 난이도와 강도 조절의 핵심은 운동을 하는 본인들의 솔직하고 객관적인 모니터링에 있습니다.

이제 소개 될 운동들을 경험해보기에 앞서, '내가 쉽게 해낼 수 있는 강도에, 힘들지 않을 정도로만!' 이라는 기본 원칙을 반드시 숙지하셔야만 합니다.. 아주 적당하고 가벼운 정도로만 하시되 하루일과 중 자주 하는 것을 목표로 삼으시는게 좋습니다 .

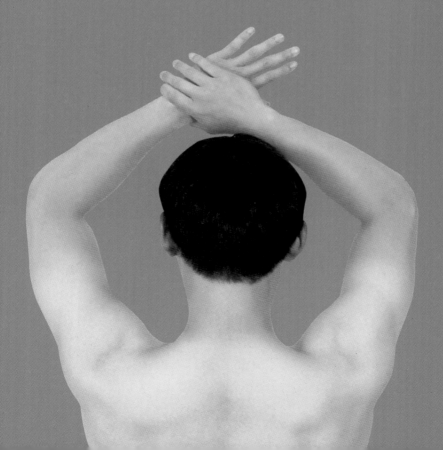

어깨 통증이나 부상이 발생한 경우, 견갑골 주변은 원래의 좋은 움직임들을
기억하지 못하고, 다른 양상으로 잘못된 움직임을 학습하게 됩니다.
이 상태에서는 그 어떤 운동도 도움이 된다고 장담할 수 없습니다.
다시 좋은 움직임을 재학습 시켜주는 훈련이 선행되어야만 합니다.

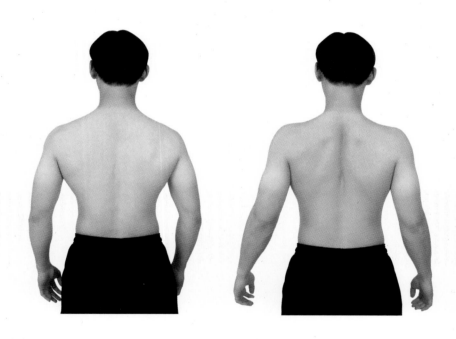

1. 정면을 바라본 자세로 앉습니다.   2. 견갑골을 척추를 향해 모아줍니다.

1세트에 5회실시(15초를 넘기지 않음),2세트 반복
아침,점심,저녁 총 3번실시

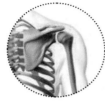

견갑골
두 팔이 체간(體幹)에 연결되는 골격의 일부를 이루는 뼈로,
쟁기·방패·귀갑(龜甲)·날개 등과 모양이 비슷한데, 흉곽(胸
廓)의 뒷면에 좌우대칭으로 제2~제7늑골에 걸쳐 있으며,
길이 9~10cm의 넓적한 삼각형 모양이다.

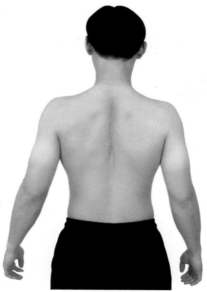

3. 2번상태를 유지한상태로 견갑골을 요추 방향으로 끌어 내려줍니다.

 TIP

견갑골을 안으로 모으는 동작에서 승모근을 사용하여
어깨를 으쓱하지 않도록 한다.

어깨 통증이나 부상이 발생한 경우, 어깨의 가동성 확보에 앞서 흉추의 가동성 확보가 중요합니다.

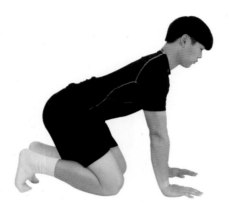

1. 무릎을 꿇은 자세에서 무릎 앞쪽으로 손을 두고, 엉덩이 부터 머리까지 일직선이 될수 있도록 합니다.

   어깨, 팔꿈치, 손목은 수직 으로 맞춰 준다.

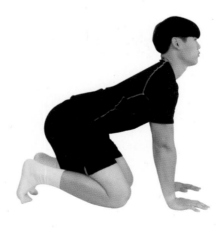

2. 머리에서 엉덩이 까지 일직선이 될 수 있도록 하며 고개를 들어줍니다.

1세트에 5회실시(15초를 넘기지 않음),2세트 반복
아침,점심,저녁 총 3번실시

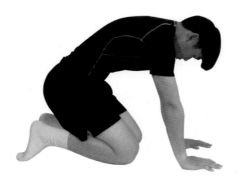

3. 숨을 코로 들이 마쉬면서 날개 죽지와
   등을 천정으로 밀어올려 줍니다.
   머리는 자연스럽게 배꼽을 바라보게됨

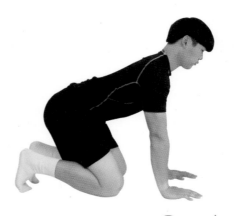

4. 입으로 숨을 내쉬면서 가슴을
   전방 45도로 밀어내려 줍니다.
   시선은 자연스럽게 정면을 바라보게 됨

🔍 **TIP**

이 운동은 흉추의 움직임을 만드는 동작입니다.
허리에서 움직임이 과도하게 나타나지 않도록 합니다.

141

02

어깨질환으로 인한
어깨통증을 위한 운동

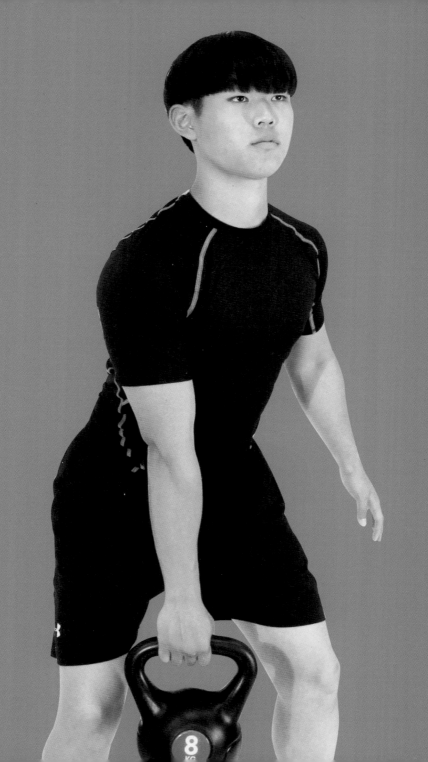

재활슬라이더와 체중을 이용해 오십견으로 인해 제한된 부위들을

효과적으로 회복시켜줄 수 있는 동작입니다.

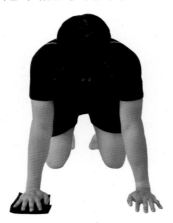

1. 네발기기 자세에서 환부쪽 손은 재활슬라이더를 지지하고,
   다른 한 손은 바닥을 지지합니다.

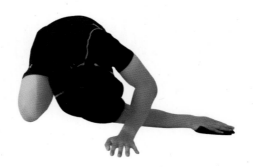

2. 재활슬라이더를 지지한 팔을 9시 or 3시 방향
   반대쪽 손과 무릎 사이 공간으로 뻗어 줍니다.
   어깨 옆/뒤쪽으로 스트레칭 되는 느낌으로 운동해주세요.

1세트에 5회실시(15초를 넘기지 않음),2세트 반복
아침,점심,저녁 총 3번실시

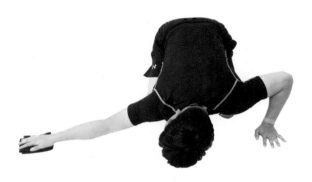

3. 시작자세로 돌아와서 반대쪽으로 (3시 or 9시방향) 뻗어줍니다.

 TIP

손으로 재활슬라이더를 지긋이 누르고 있어야하며,
통증이 없는 범위에서만 부드럽게 진행합니다.
재활슬라이더가 없다면 수건으로 진행합니다.

재활슬라이더와 체중을 이용해 오십견으로 인해 제한된 부위들을
효과적으로 회복시켜줄 수 있는 동작입니다.

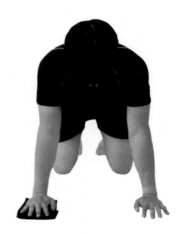

1. 네발기기 자세에서 환부쪽 손은 재활슬라이더를 지지하고,
   다른 한 손은 바닥을 지지합니다.

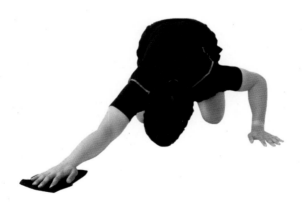

2. 재활슬라이더를 잡고 있는 팔을 시계 2시방향으로 밀어줍니다.
   슬라이더를 지지하는 가슴이 스트레칭 되는 느낌으로 운동해주세요.

1세트에 5회실시(15초를 넘기지 않음),2세트 반복
아침,점심,저녁 총 3번실시

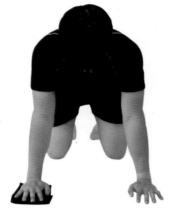

3. 네발기기 자세로 돌아옵니다.

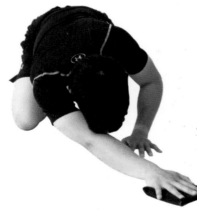

4. 재활슬라이더를 잡고 있는 팔을
반대편 시계 10시 방향으로 밀어줍니다.

 TIP

손으로 재활슬라이더를 지긋이 누르고 있어야하며,
통증이 없는 범위에서만 부드럽게 진행합니다.
재활슬라이더가 없다면 수건으로 진행합니다.

재활슬라이더와 체중을 이용해 오십견으로 인해 제한된 부위들을
효과적으로 회복시켜줄 수 있는 동작입니다.

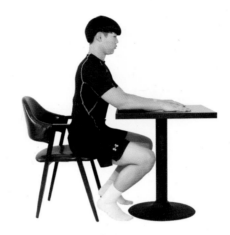

1. 테이블 위로 양쪽 팔을 올려 두고 바른자세로 앉습니다.

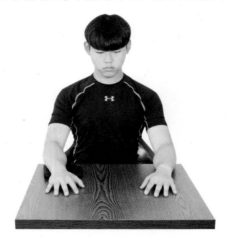

2. 팔꿈치 아랫 부분에 재활슬라이더를 두고,
   반대쪽 손바닥은 테이블을 꽉 눌러 지지합니다

1세트에 5회실시(15초를 넘기지 않음),2세트 반복
아침,점심,저녁 총 3번실시

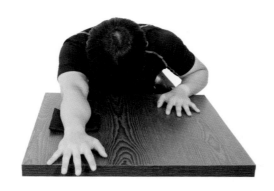

3. 상체 전체를 숙인다는 느낌으로 재활슬라이더를
앞으로 밀어주면서 상체를 숙입니다.

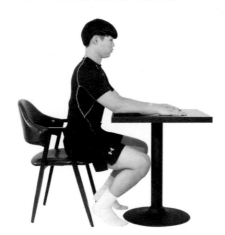

4. 재활슬라이더를 몸쪽으로 당겨주면서 상체를 세워 시작 자세로 돌아옵니다.

 TIP

통증이 없는 범위에서만 부드럽게 진행합니다.
재활슬라이더가 없다면 수건으로 진행합니다.

어깨는 하체와 코어와의 협업이 상당히 중요한 관절입니다.
앞에서의 과정들이 잘 수행된다면 선 상태로 하체와 코어를 함께
쓸 수 있는 동작들로 발전시켜 주셔야 합니다.

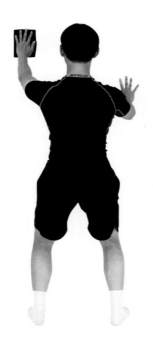
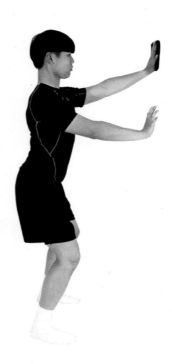

1. 벽을 마주보며
   하프 스쿼트 자세를 취합니다.
   한손은 재활슬라이더를 지지하고,
   반대쪽 손바닥은 벽을 지지합니다.

2. 반대편 손바닥은 벽을
   강하게 밀어 지지합니다.

1세트에 5회실시(15초를 넘기지 않음),2세트 반복
아침,점심,저녁 총 3번실시

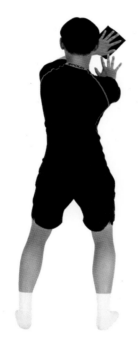

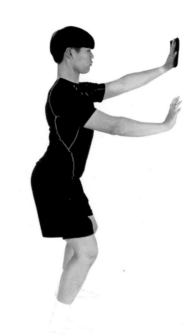

3. 재활슬라이더를 반대방향으로
   원을 그리듯이 움직여줍니다.

4. 좌우로 반복해서 실시합니다.

 TIP

이 운동할때 승모근을 사용하여
어깨를 올리지 않도록 주의합니다.
재활슬라이더가 없다면 수건으로 진행합니다.

반대되는 두 동작을 함께 하게 되면, 우리 몸에는 좋은 반응들이
활성화 되어 집니다. 오십견 시 제한되는 팔을 위로 뻗는 동작과
하지에 주저 앉는 동작을 함께 하는 좋은 운동입니다.

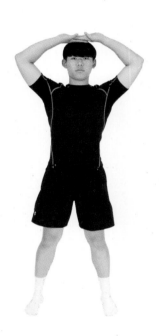

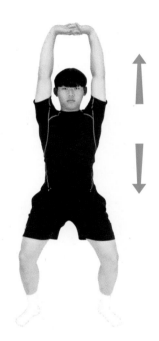

1. 깍지낀 손 바닥이 천장을 바라볼 수
   있도록 머리위에 두고 서줍니다.

2. 깍지 낀 손을 천장을 향해 밀어주면서
   스쿼트를 동시에 실시합니다.

1세트에 5회실시(15초를 넘기지 않음),2세트 반복
아침,점심,저녁 총 3번실시

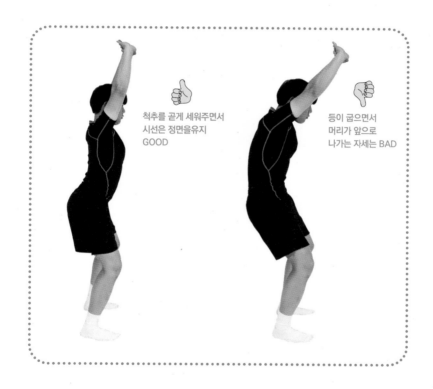

척추를 곧게 세워주면서
시선은 정면을유지
GOOD

등이 굽으면서
머리가 앞으로
나가는 자세는 BAD

 TIP

팔을 천장으로 뻗으면서 스쿼트를 할때,
위 아래로 동시에 길게 늘려준다는 느낌으로 합니다.

153

과연 슬랩에 좋은 운동이라는 것이 존재할 수 있는가라는 의문을 가질 수 있지만, 추가적인 위험요소를 줄일 수 있는 어깨 운동조절 능력 회복 운동은 반드시 필요합니다.

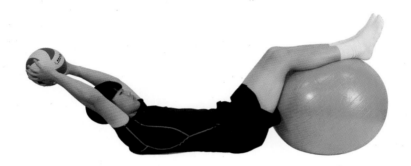

1. 벽을 마주보고, 짐볼위에 두발을 두고 윗몸일으키기 자세를 만들어 줍니다.
   양손으로 공을 잡고 머리 위로 올려 줍니다.

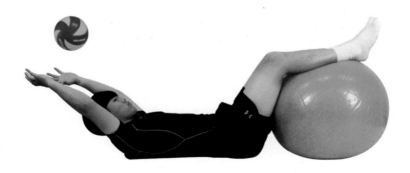

2. 자세가 흐트러지지 않도록 유지 하며 잡고 있는 공을 마주 보고 있는
   벽을 향해 던져 줍니다.

1세트에 5회실시(15초를 넘기지 않음),2세트 반복
아침,점심,저녁 총 3번실시

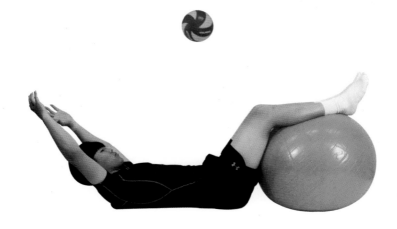

3. 돌아오는 공을 잡는 동안에도 자세가 흐트러지지 않도록 유지합니다.

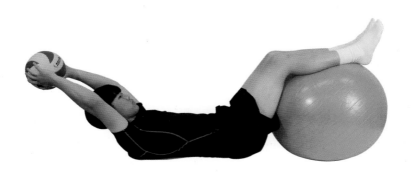

4. 공을 잡는 순간 어깨가 뒤로 넘어가지 않도록 정확하게 멈춰줍니다.

과연 슬랩에 좋은 운동이라는 것이 존재할 수 있는가라는 의문을 가질 수 있지만, 추가적인 위험요소를 줄일 수 있는 어깨 운동조절 능력 회복 운동은 반드시 필요합니다.

※ 케틀벨은 가벼운 무게부터 시작합니다.

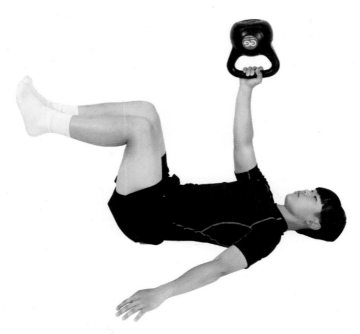

1. 누은 상태에서 무릎을 90도 구부려 들어줍니다.
   한손은 45도로 바닥/ 한손은 케틀벨을 천장 방향으로 들어줍니다.

1세트에 5회실시(15초를 넘기지 않음),2세트 반복
아침,점심,저녁 총 3번실시

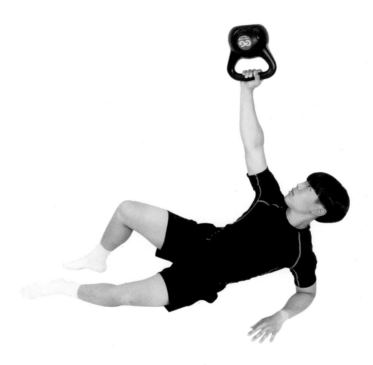

2. 바닥을 지지하는 손쪽으로 몸을 돌려 일으켜 세웁니다.
   케틀벨을 쥐고 있는 손은 계속 천장 방향으로 밀어줍니다.

🔍 TIP

다리가 바닥에 닿지 않도록 계속 해서 들고 있어야함!
시선은 케틀벨을 바라봅니다.
지지하고 있는 쪽 팔꿈치로 바닥을 세게 밀어줍니다

벽에 튕겨져 나오는 공을 정확하게 잡아낼 수 있는 캐칭 훈련으로써,
어깨의 운동조절능력에 회복에 좋은 동작입니다.

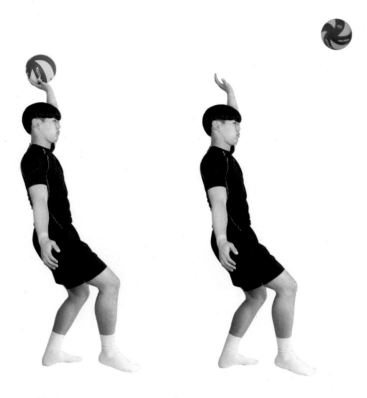

1. 벽을 마주 보고 서서 한발서기
   자세에서 공을 들고 팔을
   들어줍니다.

2. 자세를 유지한채로 벽을 향해
   공을 던져줍니다.

1세트에 5회실시(15초를 넘기지 않음),2세트 반복
아침,점심,저녁 총 3번실시

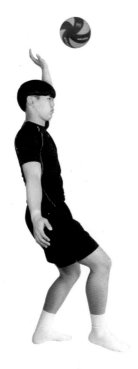
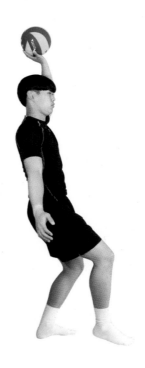

3. 공이 돌아 오는 동안 자세가
   흐트러지지 않도록 균형을 잡아줍니다.

4. 공을 받을때 자세가 흐트러 지지
   않도록 유지 하며, 팔이 뒤로 밀리지
   않도록 잘 버터 줍니다.

 TIP

이 운동은 공을 잡는 순간 팔이 어느방향으로도
흔들리지 않게 하는것이 중요한 포인트입니다.

159

벽에 튕겨져 나오는 공을 정확하게 잡아낼 수 있는 캐칭 훈련으로써,
어깨의 운동조절능력에 회복에 좋은 동작입니다.

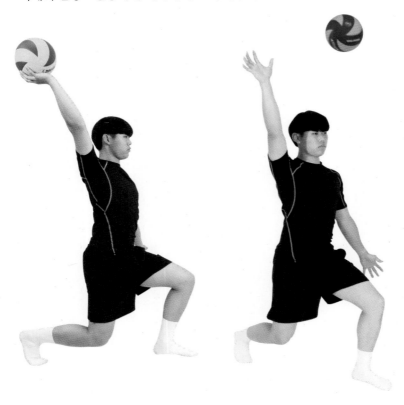

1. 벽을 마주 보고 서서
   한발서기 자세에서 공을 들고
   팔을 들어줍니다.

2. 자세를 유지한채로
   벽을 향해 공을 던져줍니다.

1세트에 5회실시(15초를 넘기지 않음),2세트 반복
아침,점심,저녁 총 3번실시

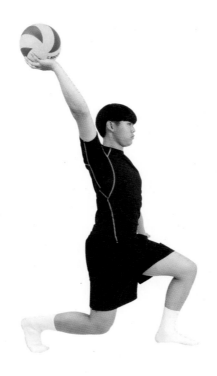

3. 공이 돌아 오는 동안 자세가 흐트러지지 않도록
   균형을 잡아줍니다.

 TIP

이 운동은 공을 잡는 순간 팔이 어느방향으로도
흔들리지 않게 하는것이 중요한 포인트입니다.

03

잘못된 자세와 습관으로 인한 어깨통증을 위한 운동

A 충돌증후군

- 짐볼 스파인 스트레칭
- 위팔 PIR
- 코브라 운동
- 한발 PNF 운동

B 만성어깨통증/결림을 위한 운동

- 누운 흉곽 모빌리티 운동
- 엎드린 흉곽 모빌리티 운동
- 긴장풀기 운동
- 목 PIR 스트레칭
- 정강이 앉아서 시계뻗기

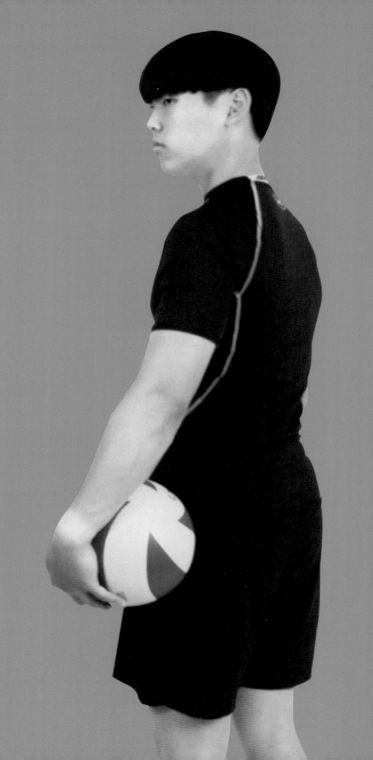

짐볼과 체중을 이용해서 흉추와 상지의 움직임을 함께
회복할 수 있는 동작입니다.

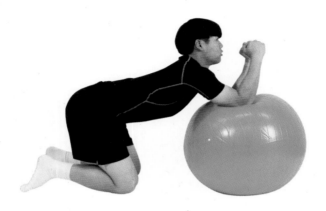

1. 네발기기 자세에서 팔꿈치를 짐볼 위에 둡니다.

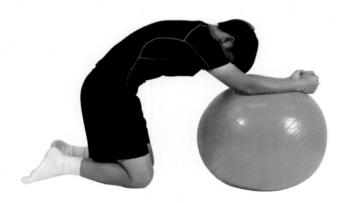

2. 팔꿈치를 사용하여 짐볼을 몸쪽으로 당기면서 등을 천장으로 밀어 올려줍니다.
   시선은 자연스럽게 무릎을 향해주세요.

1세트에 5회실시(15초를 넘기지 않음),2세트 반복
아침,점심,저녁 총 3번실시

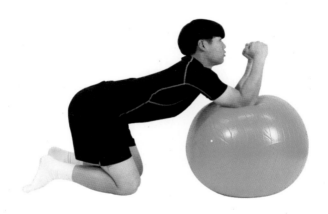

3. 엉덩이는 고정 시킨 채로 시선은 자연스럽게 천장을 향해주세요.
이때 짐볼을 앞으로 밀어주면서 손을 얼굴쪽으로 당겨줍니다.

🔍 TIP

이 동작을 실시할때 엉덩이와 허리는 최대한 고정될 수
있도록 하며 흉추에서 동작이 이뤄지도록 합니다.

충돌증후군 증상의 경우, 어깨 뿐만 아니라 팔에 부과된 긴장
도를 회복시켜 주는 것도 상당히 중요합니다. 간단한 동작으로
팔을 위한 신경근 스트레칭을 할 수 있는 동작입니다.

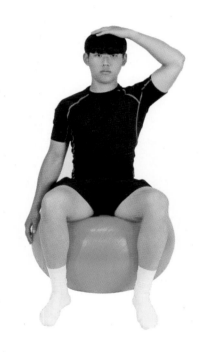

1. 짐볼 또는 의자에 바른자세로 앉습니다.
   한쪽 손바닥을 머리위에 두고 코로 숨을 들이마시며 손바닥으로 머리를 꾸욱 누릅니다. 5초실시

1세트에 5회실시(15초를 넘기지 않음),2세트 반복
아침,점심,저녁 총 3번실시

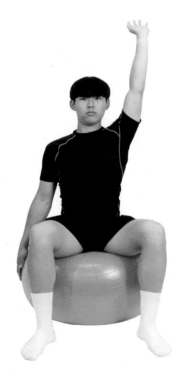

2. 입으로 숨을 내쉬며 손바닥을 천장을 향해 뻗어 주면서 팔을 폅니다. 3초실시

 TIP

손바닥을 천장으로 뻗어 줄 때
손목을 뒤로 젖힌 상태에서 손바닥에 집중합니다.

충돌증후군 증상의 경우, 어깨 리듬이 무너진게 원인이라는 얘길
많이 합니다. 이번 동작은 등 중부와 등 하부를 자극시켜 어깨 리듬을
회복할 수 있는 동작입니다.

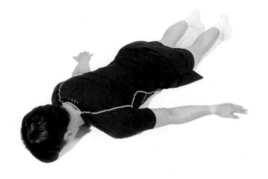

1. 손등이 천장을 바라볼 수 있도록 바닥에 엎드려 줍니다.

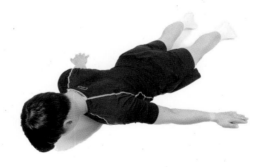

2. 견갑골을 안으로 모아주고 아래로 끌어 내려 준뒤 상체를 들어 줍니다.
   (견갑골 인지 운동 참조)

1세트에 5회실시(15초를 넘기지 않음),2세트 반복
아침,점심,저녁 총 3번실시

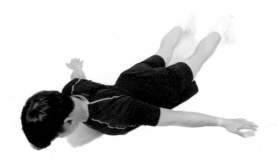

3. 상체를 들어 주었다면 팔과 다리를 천장방향으로 들어 줍니다.

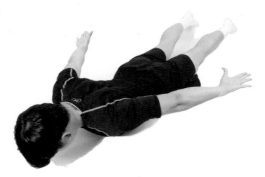

4. 3번의 자세를 유지한 뒤 손등이 마주보며 엄지손가락이 천장을
  바라볼 수 있도록 팔을 외회전 시켜줍니다.

🔍 TIP

허리를 과도하게 꺾으면서 몸통을 들지 않도록 합니다.
머리와 발끝은 양끝으로 길어진다는 느낌으로 수평으로 뻗어줍니다.

재활밴드를 이용해 전신의 근신경 활성화를 이뤄 내 어깨의 안정성을
높힐 수 있는 동작입니다.

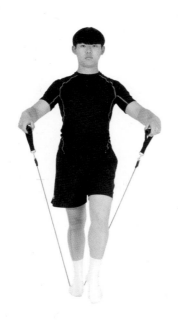 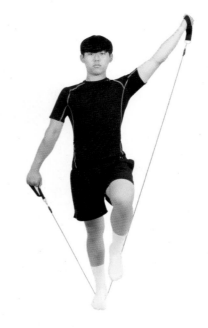

1. 양손에 밴드를 잡고 한발은 밴드를 밟고,
   반대쪽 다리는 들어줍니다.

2. 자세가 흐트러지지 않도록 유지하면서
   한손은 손바닥이 위를 향하고 엄지가 바깥쪽으로
   회전하며 올려주고, 한손은 손등이 앞을 향하고
   엄지가 뒤쪽으로 회전하며 뒤로 뻗어줍니다.

1세트에 5회실시(15초를 넘기지 않음), 2세트 반복
아침, 점심, 저녁 총 3번실시

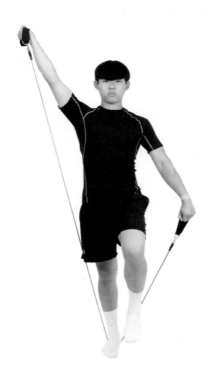

3. 자세가 흐트러지지 않도록 유지하면서 양손을 동시에 번갈아 가며 실시합니다.

🔍 TIP

손을 위(앞), 아래(뒤)로 움직이며 동시에 손을
반대 방향으로 비틀어야 합니다.

171

만성어깨통증의 경우, 흉추와 갈비뼈의 움직임이 제한 되어 있는 경우가 상당히 많습니다. 흉추뿐만 아니라 갈비뼈의 움직임까지 회복시킬 수 있는 동작입니다.

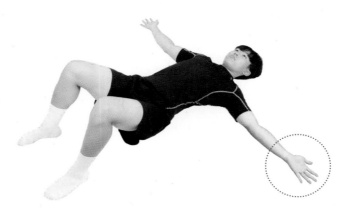

1. 손바닥이 천장을 향할수 있도록 누운 뒤 양쪽 무릎을 구부려 줍니다.

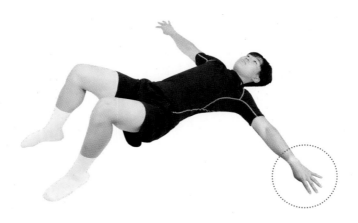

2. 어깨를 안쪽으로 천천히 돌려 줍니다.

1세트에 5회실시(15초를 넘기지 않음),2세트 반복
아침,점심,저녁 총 3번실시

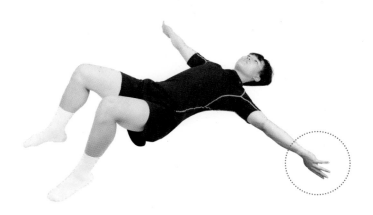

3. 어깨를 바깥쪽으로 천천히 돌려줍니다.

 TIP

동작을 할 때 손이 아닌 팔 전체에서 회전이 일어나도록 합니다.
양팔과 몸통은 일직선으로 축을 이루도록 합니다.

만성어깨통증의 경우, 흉추와 갈비뼈의 움직임이 제한 되어 있는 경우가 상당히 많습니다. 흉추뿐만 아니라 갈비뼈의 움직임까지 회복시킬 수 있는 동작입니다.

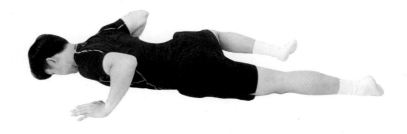

1. 팔꿈치와 손바닥이 수직이 될 수 있도록 푸쉬업 자세를 만들어 준 뒤 한쪽 다리를 옆으로 접어줍니다.

1세트에 5회실시(15초를 넘기지 않음),2세트 반복
아침,점심,저녁 총 3번실시

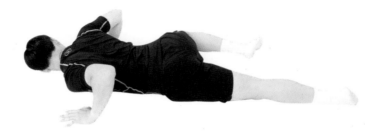

2. 구부린 다린 쪽의 어깨와 몸통 사이 공간으로 머리를 넣어 줍니다.

🔍 TIP

위의 동작을 할때 흉추에서 움직임이 나타나되 목을 과도하게
사용하여 부담을 주지 않도록 합니다.
어깨에 통증이 생기지 않는 범위까지만 실시합니다.

만성통증환자의 경우, 근육의 수축 능력보다는 이완 능력이 떨어져 있는
경우가 많습니다. 근육의 수축과 호흡을 이용해 전력적으로 이완을 시킬
수 있는 좋은 동작입니다.

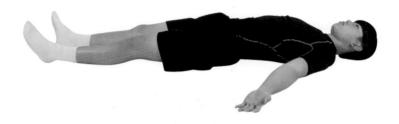

1. 손바닥이 천장을 향하도록 바닥에 눕습니다.

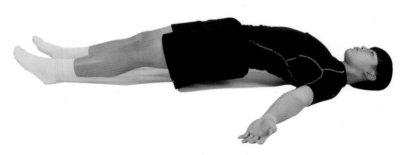

2. 코로 숨을 들이 마시며 발뒤꿈치, 손등,머리를 바닥으로 꾸욱
눌러주며 엉덩이를 바닥에서 떼어 주어 5초간 유지합니다.

1세트에 5회실시(15초를 넘기지 않음),2세트 반복

아침,점심,저녁 총 3번실시

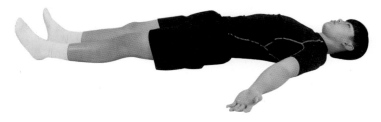

3. 5초간 유지 후 입으로 숨을 강하게 '후' 뱉으며
온몸에 힘을 빠르게 빼어 바닥으로 몸을 털석 내려줍니다.

호흡이 가장 중요합니다. 수축 후 빠른 이완을 통해 몸에 긴장을 낮춰
주는 동작입니다. 빠른 이완이 될 수 있게 힘을 최대한 빨리 빼주세요.

필요 이상의 과도한 자극은 긴장도를 더 높이게 됩니다. 밴드와 능동적인
움직임을 통한 스트레칭은 긴장도를 낮추는데 효과적입니다.

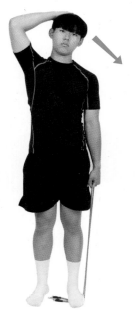
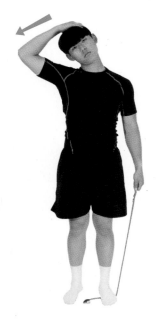

1. 바르게 선 자세에서 한 손은 머리의 옆
   부분을 잡고 반대 손은 밴드를 잡습니다.
   코로 숨을 마시면서 화살표 방향대로
   (귀를 어깨쪽으로) 힘을 주도록 합니다

2. 입으로 숨을 뱉으면서 힘을 준 방향의
   반대로 천천히 스트레칭 시켜줍니다.

1세트에 5회실시(15초를 넘기지 않음),2세트 반복
아침,점심,저녁 총 3번실시

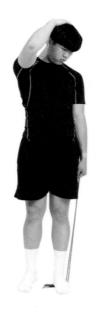
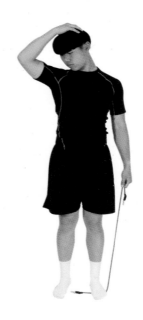

3. 바르게 선 자세에서 한 손은 뒤통수를
   잡고 반대 손은 밴드를 잡습니다.
   코로 숨을 마시면서 고개를 숙여 턱을
   어깨쪽으로 향하도록 힘을 줍니다.

4. 입으로 숨을 뱉으면서 힘을 준 방향의
   반대로 천천히 스트레칭 시켜 줍니다.

 TIP

처음 선 자세에서 잡고있는 밴드가 어깨와 목 쪽에 스트레칭 되는
느낌을 줄 수 있도록 적절하게 장력을 조절 합니다.

어깨는 단지 어깨 가동성 뿐만 아니라, 전신 가동성의 협업이 상당히 중요
합니다. 어깨의 필요한 전신의 가동성을 회복할 수 있는 좋은 동작입니다.

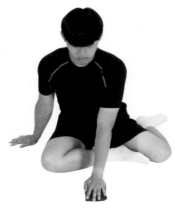

1. 위의 자세처럼 두다리를 접어 허리를 곧게 세워 않습니다.
   한손은 재활슬라이드에 두고 반대 손은 다리 옆에 두어 바닥을 지지합니다.

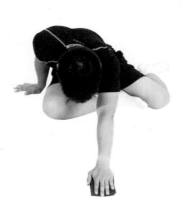

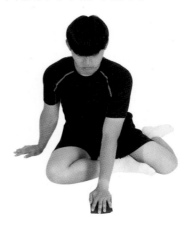

2. 재활 슬라이드를 12시 방향으로
   밀어 주면서 몸통을 앞으로 숙입니다.

3. 처음 자세로 돌아갑니다.

1세트에 5회실시(15초를 넘기지 않음),2세트 반복
아침,점심,저녁 총 3번실시

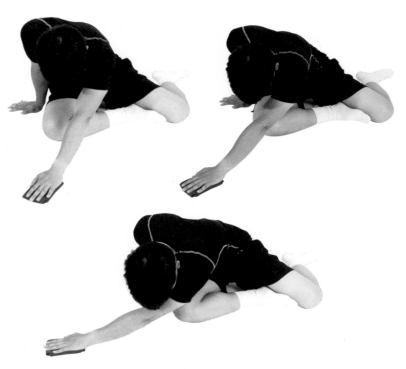

4. 위와 같은 방법으로 1시, 2시, 3시방향으로 밀어 줍니다.

 TIP

재활슬라이더로 운동시 엉덩이가
바닥에 최대한 떨어지지 않도록 주의 합니다.
재활슬라이더가 없다면 수건으로 진행합니다.

04

어깨재활운동

A 회전근개강화
- 밴드를 이용한 외회전 운동
- 밴드를 이용한 내회전 운동
- Subcortical Resistance Raise
- 발란스 플랭크
- 어깨동원 그립운동

B 어깨 수술후 재활운동
- 인지 훈련
- 도르레 운동
- 진자 운동
- 어깨관절 가동범위 증가운동
- 바른자세 운동
- 바른자세 휴대폰/바른자세 앉아있기
- 바른자세 걷기/서기

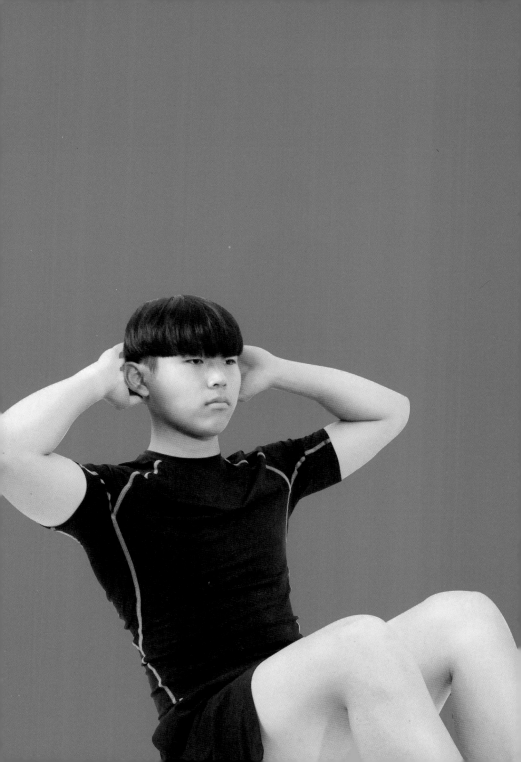

회전근개가 어깨의 동적 안정성에 기여하는 정도는 크지 않지만,
가장 먼저 확보되어야만 하는 필수기능임에는 틀림없습니다.
재활단계에서 회전근개의 강화 훈련은 반드시 필요합니다.

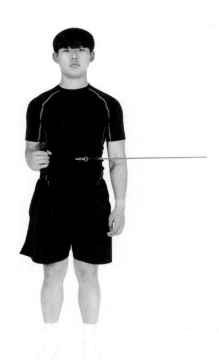

1. 겨드랑이에 수건을 끼우고 팔꿈치를 90도로 구부려 줍니다.
   밴드를 잡고 견갑골을 바른 자세로 위치시킵니다. (견갑골 인지 운동 참조)

1세트에 5회실시(15초를 넘기지 않음),2세트 반복
아침,점심,저녁 총 3번실시

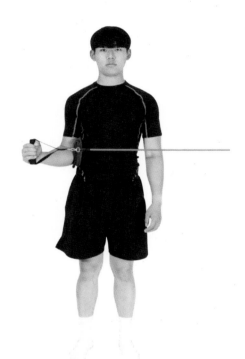

2. 잡고 있는 밴드를 팔을 이용하여 외회전 시켜줍니다.

 TIP

손목을 꺾지 말고
팔을 사용하여 밴드를 외회전 시켜주세요.

회전근개가 어깨의 동적 안정성에 기여하는 정도는 크지 않지만,
가장 먼저 확보되어야만 하는 필수기능임에는 틀림없습니다.
재활단계에서 회전근개의 강화 훈련은 반드시 필요합니다.

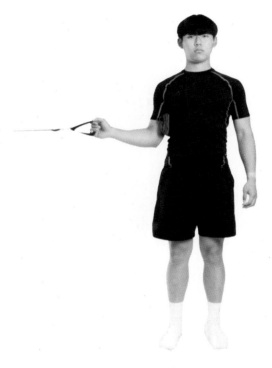

1. 겨드랑이에 수건을 끼우고 팔꿈치를 90도로 구부려 줍니다.
   밴드를 잡고 견갑골을 바른 자세로 위치시킵니다. (견갑골 인지 운동 참조)

1세트에 5회실시(15초를 넘기지 않음),2세트 반복
아침,점심,저녁 총 3번실시

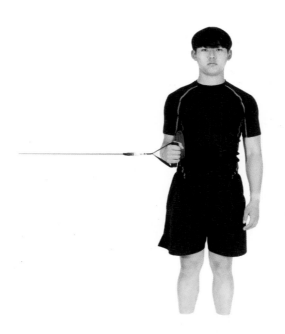

2. 잡고 있는 밴드를 팔을 이용하여 내회전 시켜줍니다.

 TIP

손목을 꺾지 말고
팔을 사용하여 밴드를 내회전 시켜주세요.

어깨 안정성은 어깨의 불안정한 환경이 발생했을 때, 이에 즉각
대응해내는 반사적인 작용들입니다. 어깨 강화 훈련 중 다른 곳에
집중한 상태로 하는 어깨강화 훈련은 반드시 필요한 훈련 중 하나입니다.

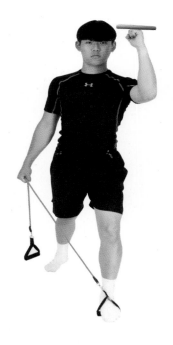
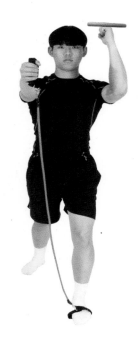

1. 한손을 주먹을 쥐고 중심잡기 어려운
   물체를 올려 둔채 90도 위로 들어 올립니다.

2. 앞으로 기운 런지자세로 서서 앞발에
   밴드를 밟고 반대손으로 엄지가 천장을
   향하도록 밴드를 잡습니다.

1세트에 5회실시(15초를 넘기지 않음),2세트 반복
아침,점심,저녁 총 3번실시

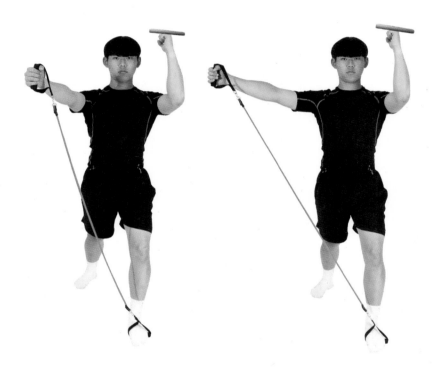

3. 물체의 중심을 유지한 채 밴드를 잡은 손을 정면 45도 측면 10시 방향으로 들어 올립니다.

 TIP

시선과 모든 집중을 물체에 둡니다.
밴드를 잡은 손을 움직일 때 체간은 흔들리지 않게 유지합니다.

회전근개 강화훈련 중 발란스 기능은 매우 중요합니다.
발란스는 불안정한 환경에 마냥 버텨내는 기능이 아닌, 불안정한
환경속에서 내가 원하는 상태로 자세를 조절하는 능력입니다.

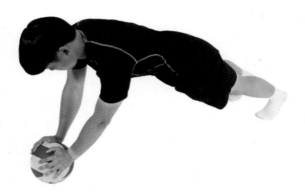

1. 양손을 볼을 감싼 채로 팔굽혀 펴기 자세를 취합니다.
머리부터 몸통까지 일직선이 되도록 합니다.

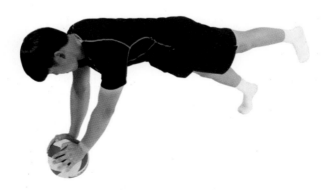

2. 자세가 흐트러지지 않도록 유지 한채 한쪽 다리씩 바닥에서 들어 줍니다.

1세트에 5회실시(15초를 넘기지 않음),2세트 반복
아침,점심,저녁 총 3번실시

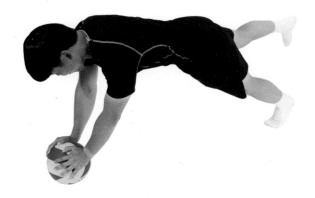

3. 반대쪽 다리도 똑같이 실시 합니다.

 TIP

양쪽 견갑사이 등 부분이 바닥으로 꺼지지 않도록 주의해 주세요.
볼이 흔들려도 자세를 유지하고 다리를 바꿀 때도
자세가 흐트러지지 않도록 주의하세요.

191

어깨 기능 부전 중 하나가 그립 시 회전근개와 주변 어깨 근육군 간 협응이 잘 일어나지 않는 것입니다. 그래서 주변 어깨근육을 동원 시켜 수행하는 그립 훈련은 상당히 중요한 훈련입니다.

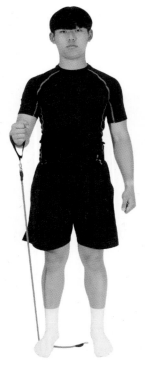 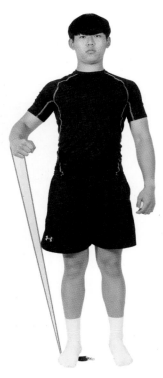

1. 밴드를 팔꿈치에 끼워 준 뒤 같은 쪽 다리의 발바닥으로 고정 합니다.

2. 견갑골을 척추로 부터 잘 고정한 뒤 팔꿈치를 45도로 옆으로 벌려줍니다.

1세트에 5회실시(15초를 넘기지 않음),2세트 반복
아침,점심,저녁 총 3번실시

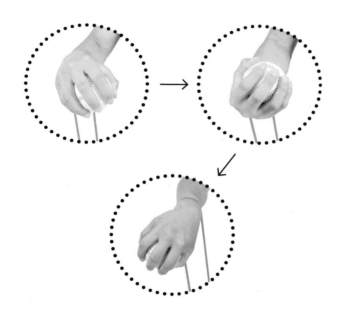

3. 2번 사진의 상태를 유지한 채 공을 꽉 쥔 상태로 바깥쪽과 안쪽으로 천천히 회전 시킵니다.

 TIP

어깨가 위로 올라가지 않도록 하며,
그립에 훨씬 더 많은 집중을 합니다.

수술 후 가장 중요한 기능은 목적 없는 가동범위의 확보가 아닌,
어깨 관절에서 벌어지는 모든 일들을 우리뇌가 인지하는 기능을
회복시켜 주는 것입니다. 의자를 이용한 인지훈련은 수술 후 효과적인
트레이닝입니다.

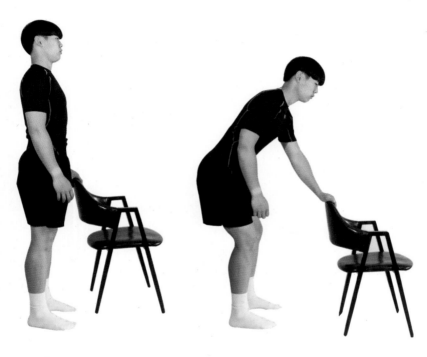

1. 의자를 잡고 바른자세로
   정면을 바라보며 서줍니다.

2. 인사를 하듯 몸통을 숙이면서
   의자를 밀어줍니다.

1세트에 5회실시(15초를 넘기지 않음),2세트 반복
아침,점심,저녁 총 3번실시

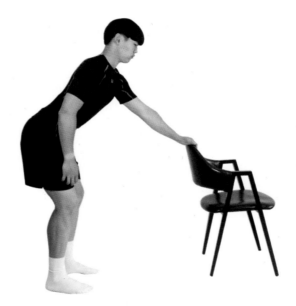

3. 동작이 쉽다면, 뒤로 한걸음 이동하여 늘어난 거리만큼 몸통을 더 숙여줍니다.

 TIP

어깨에 통증이 없는 범위 까지만 숙이세요.
고개와 등만 숙이지 말고, 엉덩이를 이용해 상체 전체를 숙여주세요.

수술 후 수동적인 도움을 받아 움직임 범위를 회복해 나가는것은,
수술부위에 경직과 유착을 막을 수 있는 아주 중요한 훈련입니다.

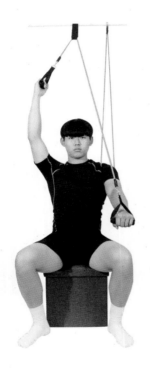 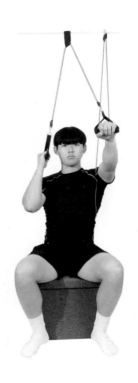

1. 도르레 밑에 바른자세로 앉아
   줍니다. 불편한쪽 어깨의 손등이
   하늘로 가도록 손잡이를 잡고,
   나머지 손잡이는 편하게 잡습니다.

2. 손잡이를 당겨 불편한쪽
   어깨의 팔이 올라갈 수 있도록
   도와줍니다.(수동적인조절)

1세트에 5회실시(15초를 넘기지 않음),2세트 반복
아침,점심,저녁 총 3번실시

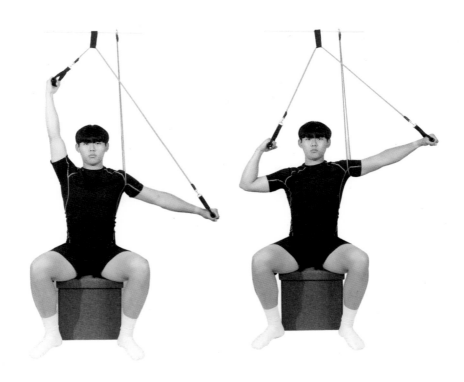

1. 도르레 밑에 바른자세로 앉아 줍니다.
   불편한쪽 어깨의 겨드랑이에 밴드를
   걸어준 뒤 팔이 하늘로 가도록 손잡이를
   잡고, 나머지 손잡이는 편하게 잡습니다.

2. 손잡이를 당겨 불편한쪽 어깨의
   팔이 올라갈 수 있도록 도와줍니다.
   어깨는 밴드에 딸려 올라가지 않도록
   유지합니다.

197

어깨가 아프다는 분들에게 가장 먼저 권하는 동작이 원추 운동입니다. 팔을 아래로 늘어뜨려 빙빙 돌리는 동작인데, 이런 식으로 팔을 조금만 움직여도 통증 안화에 큰 도움이 됩니다.

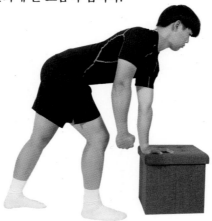

1. 살짝 몸을 앞으로 기운 자세에서 한 손은 의자를 지지 하고 아픈쪽 팔은 견갑골을 바른자세로 만들어줍니다. (견갑골 인지 운동 참조)

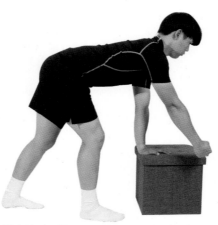

2. 아픈쪽 팔을 살짝 앞 뒤로 흔들어 주어 그 반동을 이용하여 팔이 앞 뒤로 스스로 움직일 수 있도록 한다.

1세트에 5회실시(15초를 넘기지 않음),2세트 반복
아침,점심,저녁 총 3번실시

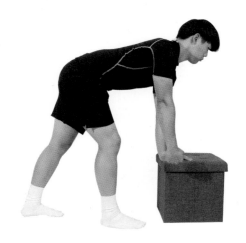

3. 아픈쪽 팔을 살짝 원을 그리듯 흔들어 주어 그 반동을 이용하여
   팔이 계속해서 원을 그려 움직일 수 있도록 한다.

🔍 TIP

모든 동작은 견갑골의 바른 자세를 유지한 상태로만 진행한다.
팔을 무리하게 움직이지 않고, 통증이 없는 범위 만큼 반동을 이용하여
스스로 움직일 수 있도록 처음 시작시에만 도와준다.

수술 후 고정된 상태에서 호흡과 시선을 이용해서 수술부위에
긴장을 줄여주는 훈련은 추후에 회복에 상당히 중요한 역할을 합니다.

기본준비자세

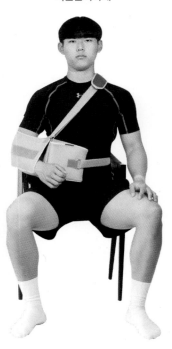

1. 보조기를 찬 채로 손에 그립을 유지한 채 의자에 바르게 앉습니다.

2. 반대쪽 손을 환부측 손 각 방향에 순서대로 위치 시킵니다.

   이때 손은 반대방향으로 저항을 만들어 줍니다.

   (예 : 바깥쪽에 손을 위치했을 땐 안쪽으로 지그시 저항을 준다)

3. 코로 숨을 들이 마시면서 저항 반대방향으로 시선과 고개를 향하면서 긴장을 풉니다.

4. 입으로 숨을 내쉬면서 저항 방향으로 시선과 고개를 향하면서 긴장을 풉니다.

1세트에 5회실시(15초를 넘기지 않음), 2세트 반복
아침, 점심, 저녁 총 3번실시

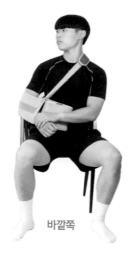

바깥쪽

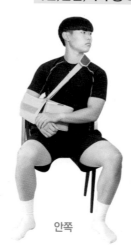

안쪽

🔍 **TIP**

통증이 없는 정도로만 저항을 유지합니다.
저항과 그립은 일정하게 유지합니다.

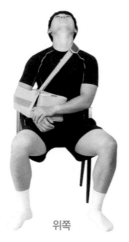

위쪽

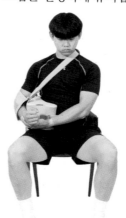

아래쪽

201

움직임은 양이 아닌 질이 가장 중요합니다. 빨리 많이 움직이는 것보다,
조금 느리더라도 좋은 질로 제대로 움직이는 것이 가장 중요한 훈련입니다.

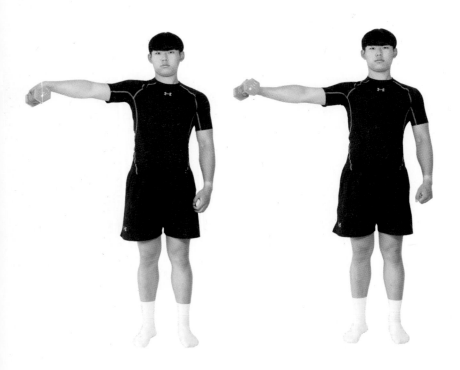

팔을 옆으로 들어 올릴때
반대쪽 몸통을 짓누르면서
들어 올리지않습니다.
손목을 과도하게 꺾지 않습니다.

팔을 옆으로 들어 올릴때
몸통은 곧게 세워주어 손목과
어깨가 일직선이 될 수 있도록 합니다.

1세트에 5회실시(15초를 넘기지 않음),2세트 반복
아침,점심,저녁 총 3번실시

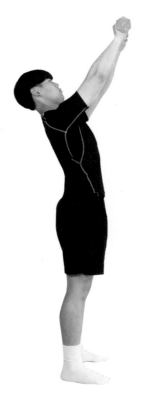

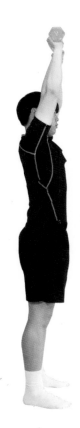

팔을 들어 올릴때 허리를 과도하게
젖히면서 팔을 들어올리지 않습니다.

팔을 들어 올릴때 시선은 정면을
향해 허리는 안정적으로 고정한 윗팔
을 들어 올립니다.

일상생활에서의 자세가 좋지 않다면 운동을 아무리 열심히 하더라도
아무것도 좋아지지 않을 수 있습니다. 운동과 함께 일상생활에서의 바른자세
훈련은 반드시 필요한 훈련입니다.

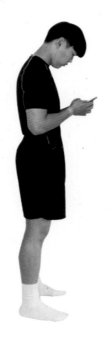 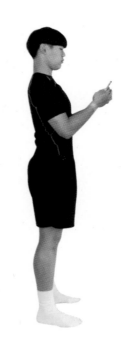

가슴을 움츠린 채로 고개를
떨구어 핸드폰을 사용합니다.

가슴을 펴고 허리를 곧게 세워 준 뒤
팔꿈치를 이용하여 휴대폰을 사용합니다.

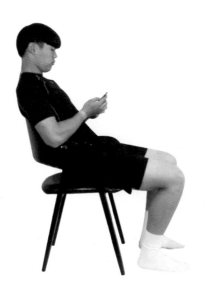

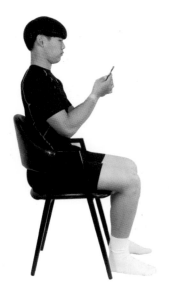

의자에 등을 기댄 체 몸을 말아
고개를 숙이면서 휴대폰을 사용합니다.

엉덩이를 최대한 의자 끝으로
밀착 시켜 허리를 곧게 세워 줍니다.
팔꿈치를 구부려 휴대폰을 들어 주어
고개를 떨구지 않고 휴대폰을 사용합니다.

일상생활에서의 자세가 좋지 않다면 운동을 아무리 열심히 하더라도 아무것도 좋아지지 않을 수 있습니다. 운동과 함께 일상생활에서의 바른자세 훈련은 반드시 필요한 훈련입니다.

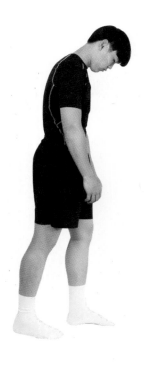

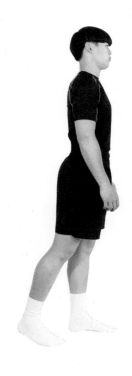

머리를 숙인채 바닥만 보며
등을 굽은 채로 걷습니다.

시선은 정면을 향해 바라보며
가슴을 펴고 허리를 곧게 세워 주어
키가 커진다는 느낌으로 걷습니다.

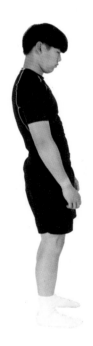 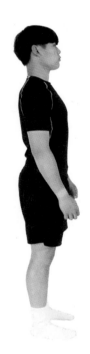

머리를 숙인채 바닥만 보며 등을
굽인 채 배를 내밀며 서있습니다.

시선은 정면을 향해 바라보며
가슴을 펴고 허리를 곧게 펴 주어
키가 커진다는 느낌으로 서 있습니다.

6

어깨질환 영양제로
예방 관리 하자

어깨 질환 영양제로 예방 관리 하자.

어깨 질환은 대표적으로 회전근개 질환, 유착성 관절낭염 등이 있습니다. 회전근개 파열 등과 같은 질환의 경우에는 직접적으로 치료를 하는 것이 효과적입니다. 수술이 필요하다면 수술을 하고 주사치료 및 충격파 치료와 같은 재생치료 및 혈류 개선 치료를 하면 도움이 됩니다.

하지만 병원을 내원할 정도는 아닌 통증이 미미하거나 어깨에 스트레스를 많이 주는 직업이나 운동을 하시는 경우 평소에 관리를 꾸준히 하는 것이 더 큰 질환으로 발전되는 것을 막을 수 있습니다. 올바른 자세, 적절한 근력운동을 꾸준히 하는 것이 도움이 됩니다.

하지만 나이가 듦에 따라 또는 개개인의 사정에 따라 관리나 운동을 못하게 되는 경우도 있을 수 있습니다. 나이가 들면서 골근격계는 점점 더 약해지게 됩니다. 섭취를 하더라도 필요한 영양소의 흡수율이 떨어지게 되고 이로 인해 염증성 질환이나 퇴행성 변화가 발생될 수 있습니다. 골다공증의 경우 칼슘대사가 제대로 이루어 지지 않고 비타민 D, E 등의 부족으로 골대사가 틀어지게 되면서 뼈의 밀도가 감소하게 됩니다. 나이가 들어서 자연스럽게 발생되는 것이 아닙니다.

나이가 들더라도 적절한 운동과 충분한 영양을 섭취하시는 분들은 골다공증이 없는 경우가 많습니다.

어깨에 스트레스가 많이 발생되는 경우 이를 회복하기 위해 보다 많은 에너지와 영양소가 필요하게 됩니다. 이것이 부족하거나 제대로 회복되지 않을 경우 염증성 질환이나 퇴행성 변화가 발생되면서 회전근 개의 파열이나 회복 불능의 유착성 관절낭염이 될 수 있습니다.

따라서 이러한 경우 평상시에 관절 및 어깨 건강을 위해 적절한 운동 및 영양소를 섭취하는 것이 매우 도움이 됩니다.

그럼 도움이 되는 영양소를 알아보겠습니다.

01

염증성 어깨 질환에 좋은 영양제

염증성 어깨 질환으로는 유착성 관절낭염, 회전근개 건염, 석회성 건염 등이 있습니다.

유착석 관절낭염은 어떠한 이유에서든 염증이 생겨 관절낭에 염증이 퍼지고 이로 인해 유착까지 발생되어 통증을 유발하는 질환입니다.

또한 회전근개 건염은 잘못된 자세나 과도한 반복적 동작으로 회적근개에 스트레스가 증가하게 되는데 이를 회복하지 못하는 경우 염증이 발생되어 통증을 유발하게 됩니다. 석회성 건염은 정확한 원인은 알려져 있지 않지만 최종적으로 혈류의 공급에 문제가 발생되어 인대나 힘줄의 퇴행성 변화 및 변성을 초래하여 석회가 침착하게 되는 질환입니다.

즉 염증성 질환에 도움이 되는 것은 혈류의 순환을 잘 이루어지게 함으로써 조직에 영양 공급이 잘 되게 해주고 염증성 반응을 빠르게 제거함으로써 통증 완화 및 조직의 치유를 증진시킬 수 있습니다.

1. 식이유황 (MSM)

MSM 은 세포의 투과성을 향상 시켜 독소와 신진대사 폐기물을 보다 효과적으로 배출하게 합니다. 이러한 효과는 필수 영양소가 보다 효과적으로 세포속으로 들어오게 함으로써 세포막의 전반적 기능을 향상시킵니다.

또한 MSM 은 이러한 기능으로 관절의 염증을 감소시키고 몸에 해롭게 작용하는 인산칼슘을 용해함으로써 퇴행성 질환 및 염증성 질환에 도움이 됩니다.

2. 비타민 B12

비타민 B12 는 코발라민(cobalamin) 이라고 하며 심혈관 인지 건강에 필요한 비타민 B 복합체라고 합니다. 이는 헤모글로빈의 생선. 신경 개선 및 호모시스테인 수치의 조절하는데 사용됩니다. 호모시스테인은 체내에서 생성되는 아미노산으로 심장병 및 뇌졸중 등에 걸릴 위험을 증가시킨다고 되어있습니다. 연구에 따르면 비타민 B12 보조제를 복용한 경우 혈류가 개선되고 호모시스테인 수치가 상당히 낮아지는 것으로 나타났습니다.

안타깝게도 인체에서 스스로 생성할 수 없기 때문에 음식을 통해 공급 받거나 영양제로 복용을 해야 합니다. 이렇게 혈류 개선을 함으로 염증을 감소시키고 통증을 완화시킬 수 있습니다. 사이아노코발라민(Cyanocobalamin) 은 가장 대중적인 형태이며 비활성화된 상태입니다. 메틸코발라민(Methylcobalamin) 은 활성화된 상태이며 체내 오랫동안 남아 있습니다. 사이아노코발라민보다 효과적으로 작용하기 때문에 복용시 메틸코발라민 형태의 비타민 B12 복용을 권장해 드립니다.

3. 오메가 3

너무도 유명한 영양제 입니다. 그 효능은 항부정맥성(심부정맥 방지 또는 중화), 항혈전성(혈관 내 혈전 또는 응고 방지), 항동맥경화성(동맥 내층의 지방 침전 및 섬유 형성 방지), 항염증성 반응이 있습니다. 이러한 작용으로 염증성 질환에 효과적일 수 있습니다.

02

만성어깨통증,
어깨통증 예방에 좋은 영양제

만성 어깨 통증은 자세적인 문제에서 발생될 가능성이 많습니다. 오랜기간 앉아서 일을 하는 분의 경우 경추가 경직되면서 일자목이나 거북목등의 증상을 나타낼 수 있고 이로 인해 승모근의 긴장도와 스트레스가 증가하게 됩니다. 또한 견갑의 안정화가 되지 않으면서 어깨가 앞으로 말리게 되며 이로 인해 어깨 주위 근육 및 회전근개의 긴장도와 스트레스가 증가하게 됩니다.

결국 이러한 상태가 지속되면 만성적인 염증으로 되어 고질적인 만성통증이 나타날 수 있습니다.

만성 어깨 통증을 예방하기 위해서는 올바른 자세 및 적절한 운동이 중요합니다. 또한 근육의 피로도가 쌓이지 않도록 적절한 영양 공급이 중요할 수 있습니다.

1. 커큐민

강황의 주요 활성 성분으로 강력한 항염 효과와 매우 강력한 항산화제 입니다. 커큐민은 세포의 핵으로 이동하여 염증과 관련된 유전자를 활성화 시키는 NF-kB 를 차단시켜 만성 염증을 이겨내는 강력한 항염증제 입니다.

또한 근육과 인대에 스트레스가 만성적으로 작용했을 경우 산화적 손상이 발생되어 퇴행성 변화 및 질환으로 발전되게 됩니다. 산화적 손상은 활성 산소가 신체를 공격해서 질환을 일으키게 되는데 커큐민은 강력한 항산화제로 이를 중화시키고 신체 자체의 항산화 효소의 활동을 촉진합니다.

2. 마그네슘

마그네슘은 혈액 내의 칼슘량을 조절하는 작용을 하여 근육의 수축과 이완을 원활하게 만듭니다. 근육의 적절한 이완은 근육 회복에 매우 중요하며 스포츠를 즐기는 사람들은 운동량에 따라 마그네슘을 충분히 섭취하는 것이 좋습니다.

또한 마그네슘은 혈관이 제대로 작동하도록 하는 효과가 있으며 혈관을 확장시켜 혈압저하, 혈관 막힘을 예방할 수 있습니다. 혈류 순환이 잘 되게 함으로 조직을 보다 건강하게 할 수 있습니다.

3. 폴리페놀

　폴리페놀은 분자 내에 페놀성 수산기를 가지고 있는 모든 식물의 성분을 총칭하는 단어 입니다. 그 종류가 7000여종 이상 보고되어 있고 그 효능도 각각 다르다고 할 수 있습니다. 플라본, 이소플라본, 퀘르세틴 등 도 이중 하나의 폴리페놀 종류입니다.

　그 효능 중 항산화 효과 및 성인병(당뇨, 비만, 심혈관 질환) 예방 효과가 있습니다. 이러한 작용으로 만성염증 및 퇴행성 변화를 예방하는데 도움이 될 수 있습니다.

4. 브로멜라인

　파인애플에 포함된 성분으로 단백질을 분해하는 능력이 뛰어난 효소로 항염증 작용이 탁월합니다. 관절염이나 건초염과 같은 만성 염증의 경우 진통제와 항염증 효과로 통증을 감소시키고 삶의 질을 향상시키는데 도움이 될 수 있습니다.

　또한 과도한 근사용을 한 경우 노폐물 중 일부를 분해하는 효과가 있어 근육통을 호전시켜 보다 빠른 회복에 도움이 될 수 있으며 체내 대사가 된 노폐 단백질을 분해하는 능력이 뛰어나 혈액순환 개선에 도움을 주며 각종 심혈관 질환을 예방할 수 있습니다.

"재활운동치료 비수술이 어깨수술보다 당연해지는 그날까지"

최근 어깨통증을 위한 치료로써 비수술적치료가 수술적치료보다 현장에서 더 인정받고 선호되고 있는 것이 사실입니다. 이것은 단지 유행이 아닌, 그동안의 임상적 결과와 과학기반의 변화라 할 수 있습니다. MRI 진단의 남용은 수술적 치료를 필요 이상으로 부추겼다는 지적을 받고, 이와 같은 경우(수술적 치료가 반드시 필요한 경우가 아닌) 수술적 치료가 비수술적 치료에 비해 유의할 만큼 경과가 좋았다는 결과는 찾아보기 힘들었습니다. 이러한 이유로 어깨통증 환자들에게 비수술적 치료가 권장되고 있습니다.

최근에는 이 비수술적 치료에 있어서도 '도수치료'나 '카이로프랙틱' 같은 수동적인(Passive) 치료보다 '재활운동치료' 같은 능동적인

(Active) 치료가 권장되고 있습니다. 수동적인 치료의 경우 통증이나 증상 호전에는 상당한 효과가 있지만, 그 효과가 환자들의 일상 속으로 잘 전이되지 않는 다는 한계점을 가지고 있습니다. 이에 통증 조절만이 아닌 완전한 회복과 일상으로의 복귀를 위한 '재활운동치료'가 강조되고 있습니다.

물론 수동적인 치료가 나쁘다는 의미는 절대 아닙니다. 수동적인 치료와 능동적인 치료가 환자의 맞게 최적의 조화를 이뤄야만 성공적인 재활치료를 이뤄낼 수 있습니다. 문제는 너무 수동적인 치료에만 한정되고 있는 우리의 재활 시스템이라 하겠습니다.

위에서 살펴본 바와 같이, '재활운동치료'가 아직 우리에게 당연하게 다가오지 않는 이유는 MRI 진단 남용을 통한 과잉적인 수술진단과 수동적인 치료에만 치중되어져 있는 재활시스템이라 하겠습니다.

그럼 어떻게 해야 우리 모두가 '재활운동치료'의 혜택을 좀 더 풍요롭게 누릴 수 있을지 같이 고민해 보도록 하겠습니다. 외국에 경우 어깨통증으로 인해 병원진료를 받게 되면, 대부분의 의사들은 보존적 치료라는 비수술적 치료를 먼저 권고합니다.

그리고 비수술적치료로써 '재활운동치료'를 선호하게 되고 이를 통해 증상의 호전이 없을 경우, MRI같은 영상진단 후 다시 한 번 수술치료를 논의하게 됩니다. 물론, 증상의 호전이 있을 경우 MRI 진단 없이 재활운동치료를 통해 다시 일상으로 돌아가게 됩니다.

위 프로세스는 MRI 판독결과로 인해 하지 않아도 될 불필요한 수술

진단을 피할 수 있다는 장점과 추후 경과에 따라 수술을 하게 되더라도 재활에 있어서 상당히 수월해 진다는 장점을 가지고 있습니다. 그럼에도 불구하고 우리나라에서 재활운동치료와 같은 보존적 치료는 아직도 낯선 치료임에 틀림없습니다.

대부분의 사람들은 이 모든 원인을 의사들에게 돌리고 있지만, 현실은 오히려 통증을 앓고 있는 우리 일지도 모릅니다.

그 이유를 살펴보도록 하겠습니다. 첫 번째로, 대부분 환자들은 수술이 필요하지 않은 경우라면 약 먹고 물리치료 받고 쉬면 나아 질 거라는 매우 수동적인 생각을 합니다. 수술을 하지 않아도 되는데 꾸준한 운동치료가 필요하다고 한다면 의아하게 생각하거나 불필요한 치료라고 생각하는 경우가 대부분입니다. 이런 환자들의 성향을 병원에서는 무시할 수 없는 게 현실입니다.

두 번째로, 대부분 환자들은 짧은 시간동안 통증만을 없애는 치료에 목말라 합니다. 그러나 어깨통증은 급성적인 경우보다는 만성적인 경우가 많습니다. 여기서 만성의 의미는 단지 1~2년이 아닌 훨씬 오랜 시간인 경우가 많습니다. 이럴 경우 그 증상의 원인은 절대 단 시간에 고쳐질 수 있는 문제가 아닙니다.

재활운동치료를 통해 올바른 습관을 재교육시키고 기억시키는 장기적인 노력이 반드시 필요합니다. 이것만이 온전히 증상을 회복시키고 재발을 막을 수 있는 방법입니다. 그러나 대부분의 환자들은 이런 기간들을 불필요하거나 쓸데없이 길다 라고만 생각합니다. 그렇기 때문에 약이나 주사치료 같은 '한방효과'를 선호하게 됩니다. 이런 환자들에게 운동치료를 추천하고 온전히 끌고 나가는 것은 결코 쉬운 일이 아닙니다. 세 번째로, 재활운동 치료를 진행하다 경과가 좋지 않을 경우, 수술을 다시 고려해야한다는 사실을 이해하지 못 합니다. 이런 경우, 대부분의 환자들은 왜 진작 수술을 하지 않고 쓸데없이 운동치료를 진행했냐고 반문합니다. 그리고 본인이 한 운동치료가 수술 후 도움이 될 거라 생각하지 않습니다. 단순히 시간과 돈을 허비했다고만 생각을 합니다. 이런 의사와 환자간의 온도차이가 재활운동치료의 문턱을 높게 만드는 게 현실입니다.

현재 우리나라에는 재활운동치료 분야의 발전을 위해 노력하는 전문가들이 많습니다. 이미 상당한 수준에 이른 전문가들도 많습니다. 그럼에도 불구하고, 그들이 설 자리가 많지 않은 게 사실입니다. 이런 전문가들의 손길이 필요한 우리 스스로의 의식이 먼저 바뀌지 않는 한, 우리 역시 그들의 혜택을 받을 수 없게 됩니다. 수요가 있어야만 공급이 있고, 수요가 많을 때 공급의 질은 향상되게 됩니다. 우리 모두 다시 한 번 '재활운동치료'와 같은 비수술적 치료의 중요함을 되새겨 볼 필요가 있습니다.

재활운동치료란, 통증을 가지고 있는 우리가 수술이전에 반드시 노력해봐야만 하는 우리 스스로의 임무이자, 치료전문가에게 전적으로 의존하는 일방적인 방식이 아닌 우리 스스로가 적극적으로 경험하고 성취해 나가야 하는 노력의 과정임을 다시 한 번 생각해봐야 합니다.

이 책을 읽고 계신 지금이, 건강을 통한 보다 나은 삶을 위해서 우리의 인식과 시선을 전환해야만 하는 순간입니다. 이를 통해 재활운동치료 같은 비수술적 치료가 어깨수술보다 당연해지는 그날이 하루 빨리 찾아오길 바라 봅니다.

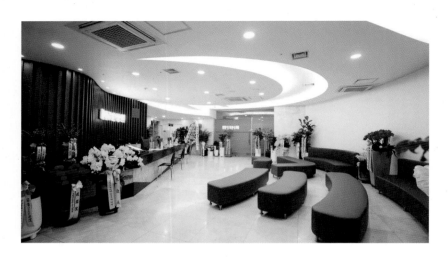

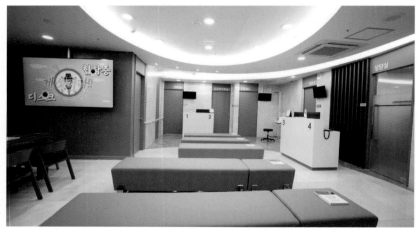

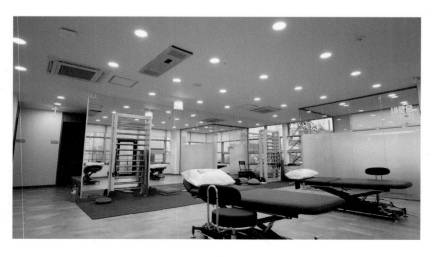

진료센터

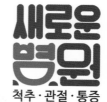

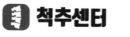 척추센터

· 풍선확장술
· 고주파수핵감압술
· 황색인대 제거술

관절센터

· 관절내시경 수술
· 인공관절 수술
· 스포츠 손상 치료

비수술센터

· 신경차단 주사치료
· 근막통증유발점주사치료
· 척추·관절 통증치료

도수재활

· 근골격계 도수치료
· 체외충격파 치료
· 물리치료

내과

· 고혈압/당뇨, 심장질환
· 소화기, 내분비, 호흡기
· 수술 전/후 관리, 예방접종

영상의학과

· X-ray, CT, MRI 정밀검사
· 근골격계 초음파 검사
· 적외선 체열검사, 골밀도 검사

진료시간 | 평 일 오전 9시~오후 6시 점심시간 오후 1시~2시
토요일 오전 9시~오후 1시

진료문의 | 1577-0212   www.saerounhospital.com

오시는 길 | 서울특별시 강남구 학동로 121 (논현역 8번 출구)

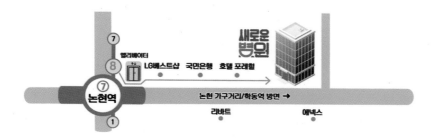

어깨통증과 치료에 대한 고정관념을 깨다

환자는 모르는 어깨수술의 비밀

3판 12쇄 발행일 2021년 6월 11일
지은이   이동규
감수   새로운병원
모델협조   한규웅
발행처   유어마인드
출판등록   2021년 5월 3일, 제2021-000021호
홈페이지   https://yourmind.imweb.me

ISBN   979-11-973787-3-7 (03510)
가격   19,000원